診療放射線技師国家試験出題基準に基づく 国家試験対策シリーズ **9**

診療放射線技師学生のための
なんで なんで？
どうして？
ー 画 像 工 学 ー

熊谷 孝三 編著
広島国際大学名誉教授

医療科学社

著者略歴

熊谷 孝三 （くまがい こうぞう）

広島国際大学名誉教授（工学博士）

九州大学大学院工学府エネルギー量子工学博士後期課程修了

厚生労働省診療放射線技師国家試験委員、日本高等教育評価機構大学機関別認証評価員

広島国際大学客員教授・大学院総合人間研究科長・保健医療学部長・診療放射線学科長、九州大学医学部非常勤講師、京都医療科学大学医療科学部非常勤講師、三次看護専門学校非常勤講師、（一社）日本ラジオロジー協会理事、（公社）日本放射線技術学会理事、（公社）日本放射線技術学会放射線治療分科会会長、（公社）日本放射線技術学会第62回総会学術大会大会長、日本放射線治療専門放射線技師認定機構理事長、全国国立病院療養所放射線技師会理事、（公社）福岡県放射線技師会副会長、放射線治療研究会代表世話人、日本放射線治療品質管理機構理事などを歴任

第57回保健文化賞、厚生労働大臣表彰、福岡県知事表彰、福岡市長表彰、（公社）日本放射線技師会会長表彰、（公社）日本放射線技師会中村学術賞、（公社）日本放射線技術学会梅谷賞、（公社）日本放射線技術学会学術賞など受賞多数

はじめに

　本書『診療放射線技師学生のためのなんで なんで どうして？　画像工学』は、診療放射線技師国家試験出題基準に基づいた国家試験対策書です。

　診療放射線技師になるためには大学や専門学校で座学教育を受けて臨床実習（臨地実習）にも臨みます。大学等を卒業して診療を行うためには、最優先で国家試験に合格する必要があります。

　大学等では画像工学は専門分野の科目です。かつて、大学生から「専門分野の科目の知識をどうしたら覚えられますか」と尋ねられたことがあります。このときは、どうすれば学生にわかっていただけるのであろうかと考えさせられました。このことを考え、工夫した参考書が本書です。「診療放射線技師国家試験基準」に基づいて執筆し、平易な文章・図・表を多用しています。会話形式でわかりやすく書いたつもりです。また、本書で実力がつき、国家試験の合格点を確保できるようになることは間違いありません。

　そこで、皆さんに守って頂きたいルールがあります。本書を少なくとも 3 回読み、解答がなんでこうなるのかということを覚えてください。知識の習得に際して「私は暗記が苦手だ」と思わずに、「なんで」ということを考えて暗記してください。

　人間は人生の中で「もっと勉強をしておけばよかった」と思う時期があります。それは「今」です。この気持ちを大切にし、人生の道を間違えないようにしてください。

　また、社会人として患者の診療を行っている診療放射線技師の方々も、本書によって不足した知識を補って頂きたいと思います。患者の診療で「知らなかった」ということがないように専門知識を学習して頂きたいのです。本書を学ぶほどに画像工学に卓越したプロフェッショナルの診療放射技師の姿が見えてくることでしょう。

　最後に、本書の出版にあたり、ご尽力いただいた医療科学社編集部の齋藤聖之氏にお礼を申し上げます。

2024 年　1 月

著者　熊谷孝三

本書の学び方 1

○ 学生 の質問に、くま先生 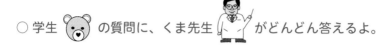 がどんどん答えるよ。

○ 本文を節ごとに読んだ後は、問題を解こう！

> 国家試験問題
> 出題基準に対応

> 章
> INDEX

1. 医用画像

1. 医用画像

2. 練習問題

A. 画像評価

a. 画質因子と評価方法

> 対話形式で
> わかりやすい

 画像評価ってなぁ～に？

 画質はコントラスト、ノイズ、解像度、感度の物理特性が評価されるよ。
総合評価法には、DQE（検出量子効率）があるよ。
画像は画質と診断の有用性が評価されているよ。
画像評価では、臨床画像の医学的性質、装置の物理特性、デジタル画像処理特性、表示システムの特性、観察者の特性、統計的検定を理解する必要があるのだよ。

X 線の発生について教えて！

陽極 X 線管の熱電子が加速されてターゲット（材質 W、Mo）と相互作用を行い、運動エネルギーを失うよ。
運動エネルギーの一部を電磁波（X 線）として放出するよ。
X 線は干渉、回折、偏光などの波動性と光量子としての粒子性の特性（X 線の二重性）を示すよ。

> 実践的な問題

【問題1】 X 線の画像の形成で正しいのはどれか。2 つ選べ。

1. 画像コントラストは撮影時の X 線エネルギーに依存する。
2. 大焦点の X 線管を使った場合、幾何学的半影は小さくなる。
3. 被検体と検出器の距離が離れると、幾何学的半影は大きくなる。
4. 散乱 X 線によって鮮鋭度が向上する。
5. X 線管焦点―被検体間距離を狭くすればヒール効果は小さくなる。

> ポイントを
> おさえた解説

【解説1】

1. 画像コントラストは撮影時の X 線エネルギーに依存する。 → ○
2. 大焦点の X 線管を使った場合、幾何学的半影は小さくなる。 → ×
   大焦点の X 線管を使った場合、幾何学的半影は大きくなる。
3. 被検体と検出器の距離が離れると、幾何学的半影は大きくなる。 → ○
4. 散乱 X 線によって鮮鋭度が向上する。 → ×
   鮮鋭度が低下する
5. X 線管焦点―被検体間距離を狭くすればヒール効果は小さくなる。 → ×
   X 線管焦点―被検体間距離を離せば、ヒール効果は小さくなる。

赤いシートを
活用しよう！！

重要な用語を
覚えよう

1. 医用画像

付録
透明赤シート

A. 画像評価

a. 画質因子と評価方法

 　画像評価ってなぁ～に？

 　画質は　　　　　、　　　、　　　　　、感度の物理特性が評価されるよ。
総合評価法には、　　　　　　　　　　　　があるよ。
画像は　　　　と診断の有用性が評価されているよ。
画像評価では、臨床画像の医学的性質、装置の物理特性、デジタル画像処理特性、表示
システムの特性、観察者の特性、統計的検定を理解する必要があるのだよ。

 　X線の発生について教えて！

 　陽極X線管の　　　　が加速されてターゲット（材質 W、Mo）と相互作用を行い、運動
エネルギーを失うよ。
運動エネルギーの一部を　　　　（X線）として放出するよ。
X線は　　　、　　　、　　　などの波動性と　　　　としての粒子性の特性（X線の二重性）
を示すよ。

問題を解いて
解説で確認しよう

【問題1】　X線の画像の形成で正しいのはどれか。2つ選べ。
1. 画像コントラストは撮影時のX線エネルギーに依存する。
2. 大焦点のX線管を使った場合、幾何学的半影は小さくなる。
3. 被検体と検出器の距離が離れると、幾何学的半影は大きくなる。
4. 散乱X線によって鮮鋭度が向上する。
5. X線管焦点―被検体間距離を狭くすればヒール効果は小さくなる。

【解説1】
1. 画像コントラストは撮影時のX線エネルギーに依存する。　　　　　　　　→
2. 大焦点のX線管を使った場合、幾何学的半影は小さくなる。　　　　　　　→

3. 被検体と検出器の距離が離れると、幾何学的半影は大きくなる。　　　　　→
4. 散乱X線によって鮮鋭度が向上する。　　　　　　　　　　　　　　　　　→
　　　　　　　　　　　　　　　　　　　　　　　　　　　　鮮鋭度が低下する
5. X線管焦点―被検体間距離を狭くすればヒール効果は小さくなる。　→　×
　　　　　　　　　　X線管焦点―被検体間距離を離せば、ヒール効果は小さくなる。

本書の学び方 2

○ 練習問題は全部で 100 問！

○ 国家試験レベルの練習問題に挑戦し、実力を確認しよう。

○ 問題を 3 回解いて解答を覚えよう！

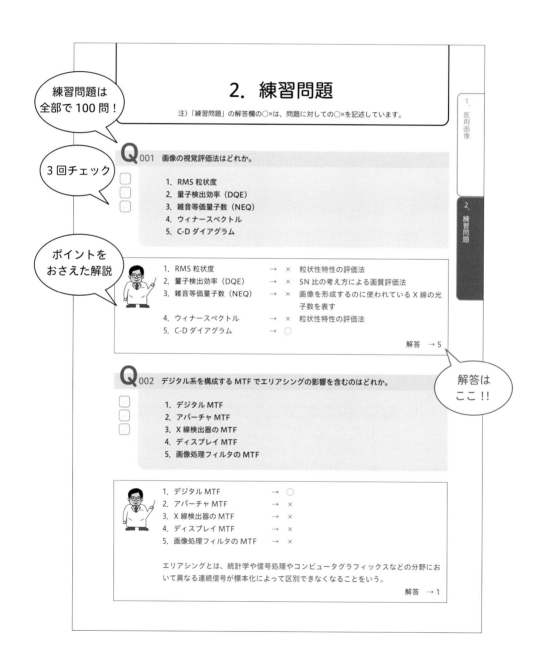

練習問題は全部で 100 問！

3 回チェック

ポイントをおさえた解説

解答はここ!!

2. 練習問題

注）「練習問題」の解答欄の○×は、問題に対しての○×を記述しています。

Q 001　画像の視覚評価法はどれか。

1. RMS 粒状度
2. 量子検出効率（DQE）
3. 雑音等価量子数（NEQ）
4. ウィナースペクトル
5. C-D ダイアグラム

1. RMS 粒状度	→	×	粒状性特性の評価法
2. 量子検出効率（DQE）	→	×	SN 比の考え方による画質評価法
3. 雑音等価量子数（NEQ）	→	×	画像を形成するのに使われている X 線の光子数を表す
4. ウィナースペクトル	→	×	粒状性特性の評価法
5. C-D ダイアグラム	→	○	

解答　→ 5

Q 002　デジタル系を構成する MTF でエリアシングの影響を含むのはどれか。

1. デジタル MTF
2. アパーチャ MTF
3. X 線検出器の MTF
4. ディスプレイ MTF
5. 画像処理フィルタの MTF

1. デジタル MTF	→	○
2. アパーチャ MTF	→	×
3. X 線検出器の MTF	→	×
4. ディスプレイ MTF	→	×
5. 画像処理フィルタの MTF	→	×

エリアシングとは、統計学や信号処理やコンピュータグラフィックスなどの分野において異なる連続信号が標本化によって区別できなくなることをいう。

解答　→ 1

1. 医用画像

2. 練習問題

CONTENTS

1. 医用画像

A. 画像評価

a. 画質因子と評価方法

 画像評価ってなぁ〜に？

 画質はコントラスト、ノイズ、解像度、感度の物理特性が評価されるよ。

総合評価法には、DQE（検出量子効率）があるよ。

画像は画質と診断の有用性が評価されているよ。

画像評価では、臨床画像の医学的性質、装置の物理特性、デジタル画像処理特性、表示システムの特性、観察者の特性、統計的検定を理解する必要があるのだよ。

 X線の発生について教えて！

 陽極X線管の熱電子が加速されてターゲット（材質W、Mo）と相互作用を行い、運動エネルギーを失うよ。

運動エネルギーの一部を電磁波（X線）として放出するよ。

X線は干渉、回折、偏光などの波動性と光量子としての粒子性の特性（X線の二重性）を示すよ。

 X線スペクトルについて教えて！

 X線は特性X線と連続X線があるよ。

特性X線はターゲット物質に固有な線スペクトルを示すよ。

連続X線はX線管電圧のピーク電圧に相当する光子エネルギーまで連続スペクトルを示すよ。

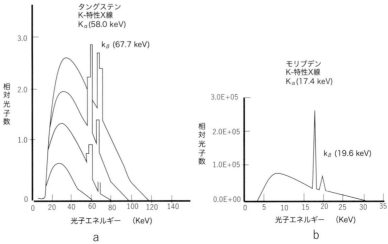

X線スペクトル（a. ターゲット：W、b. ターゲット：Mo）

画像の形成について教えて！

画像の形成部には、従来のアナログ画像と現在主流のデジタル画像があるよ。
アナログ画像は増感紙 - フィルム（screen-film：S-F）系を用いているよ。
デジタル画像はイメージングプレート（IP）やフラットパネルディテクタ（FPD）を用いるよ。アナログ画像は特性曲線の傾きやコントラストを考慮して画像を形成しているよ。
IP を用いるデジタル画像は、X 線画像を輝尽性発光体に電荷で潜像を保存し、レーザー光を IP に照射して電気信号に変換するよ。
フラットパネルディテクタには直接型と間接型があり、X 線の強弱をシンチレータ光で変換して画像を形成するよ。

画像に影響する因子には何があるの？

焦点サイズの違いによる幾何学的不鋭、X 線強度分布（ヒール効果）などが関係しているよ。
幾何学的不鋭 H は次式で求められるよ。

$$H = (1 - M)F = \frac{b}{a}F$$

ただし、M は拡大率 $\left(\frac{a+b}{a}\right)$、F は焦点サイズである。
ヒール効果は X 線強度に方向依存性が生じる現象だよ。

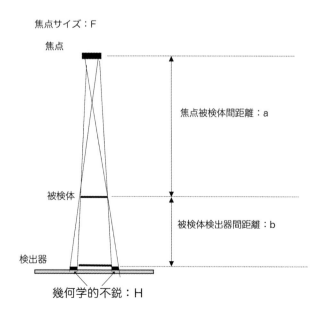

幾何学的不鋭

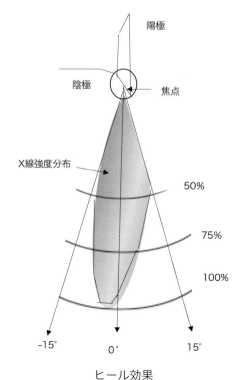

ヒール効果

【問題1】 X線の画像の形成で正しいのはどれか。2つ選べ。

1. 画像コントラストは撮影時のX線エネルギーに依存する。
2. 大焦点のX線管を使った場合、幾何学的半影は小さくなる。
3. 被検体と検出器の距離が離れると、幾何学的半影は大きくなる。
4. 散乱X線によって鮮鋭度が向上する。
5. X線管焦点—被検体間距離を狭くすればヒール効果は小さくなる。

【解説1】

1. 画像コントラストは撮影時のX線エネルギーに依存する。　　　→　○
2. 大焦点のX線管を使った場合、幾何学的半影は小さくなる。　　→　×

　　　　　　　　　　大焦点のX線管を使った場合、幾何学的半影は大きくなる。

3. 被検体と検出器の距離が離れると、幾何学的半影は大きくなる。　→　○
4. 散乱X線によって鮮鋭度が向上する。　　　　　　　　　　　　→　×

　　　　　　　　　　　　　　　　　　　　　　　　　　　　　鮮鋭度が低下する

5. X線管焦点—被検体間距離を狭くすればヒール効果は小さくなる。　→　×

　　　　　　　　　X線管焦点—被検体間距離を離せば、ヒール効果は小さくなる。

【問題2】 誤っているのはどれか。

1. 制動X線の強度分布は管電圧で異なる。
2. X線管電圧の脈動率が小さいほど平均X線エネルギーは低くなる。
3. 高エネルギーX線でX線撮影すると被検者の被曝が低くなる。
4. 間接変換型FPDにはアモルファスシリコンのフォトダイオードが用いられる。
5. CRのIPには輝尽性蛍光体が用いられる。

【解説2】

1. 制動X線の強度分布は管電圧で異なる。　　　　　　　　　　　→　×　正しい
2. X線管電圧の脈動率が小さいほど平均X線エネルギーは低くなる。　→　○

　　　　　　　X線管電圧の脈動率が小さいほど平均X線エネルギーが高くなる。

3. 高エネルギーX線でX線撮影すると被検者の被曝が低くなる。　　→　×　正しい
4. 間接変換型FPDにはアモルファスシリコンのフォトダイオードが用いられる。

　　　　　　　　　　　　　　　　　　　　　　　　　　　　　→　×　正しい

5. CRのIPには輝尽性蛍光体が用いられる。　　　　　　　　　　→　×　正しい

畳み込み積分ってなぁ～に？

畳み込みは「和が一定となるようなものをかけて足し合わせる」操作のことだよ。
ある点を中心に逆向きにかけて足し合わせたものになるよ。
畳み込み積分は合成積、重畳積分、あるいはコンボリューションとも呼ばれているよ。
入力画像と出力画像の関係を理解するために必要だよ。
畳み込み積分は次式で定義されるよ。

$$f(x) \cdot g(x) = \int_{-\infty}^{\infty} f(x') \, g(x - x') dx'$$

インパルス関数ってなぁ～に？

X線源が点線源や線線源の場合に、情報通信理論でデルタ関数 $\delta(x)$ が用いられるよ。
デルタ関数のことをインパルス関数というよ。
インパルス関数では、波形をサンプリングし、波形の瞬間値が観測できるようになるよ。

スリット関数ってなぁ～に？

スリット関数は線形系の解析を行う関数のことだよ。
解像特性評価に用いられるよ。

【問題3】 関数 $f(x)$ と $g(x)$ の畳み込み積分式 $f(x) * g(x)$ で正しいのはどれか。

1. $\int_{-\infty}^{\infty} f(y)g(x-y)dy$
2. $\int_{-\infty}^{\infty} f(y)g(x+y)dy$
3. $\int_{-\infty}^{\infty} f(y)g(x \cdot y)dy$
4. $\int_{-\infty}^{\infty} f(y)g(x/y)dy$
5. $\int_{-\infty}^{\infty} f(y)g(y/x)dy$

【解説3】

1. $\int_{-\infty}^{\infty} f(y)g(x-y)dy \quad \rightarrow \quad \bigcirc$
2. $\int_{-\infty}^{\infty} f(y)g(x+y)dy \quad \rightarrow \quad \times$
3. $\int_{-\infty}^{\infty} f(y)g(x \cdot y)dy \quad \rightarrow \quad \times$
4. $\int_{-\infty}^{\infty} f(y)g(x/y)dy \quad \rightarrow \quad \times$
5. $\int_{-\infty}^{\infty} f(y)g(y/x)dy \quad \rightarrow \quad \times$

関数 $f(x)$ と $g(x)$ との畳み込み積分（合成積）は $f(x) * g(x)$ の次式で表される。

$$f(x) * g(x) = \int_{-\infty}^{\infty} f(y)g(x-y)dy$$

フーリエ変換について教えて！

画像工学では、フーリエ変換は画像の解像特性や粒状性の評価に用いられるよ。

フーリエ変換とは、信号を時間領域から周波数領域に変換する処理のことだよ。

フーリエ変換は次式で表されるよ。

$$F(\omega) = \int_{-\infty}^{\infty} f(t)e^{-j\omega t}dt$$

ここで、$f(t)$ は任意の周期信号の時間領域、$F(\omega)$ は（角）周波数領域（複素数の和）、ωは角周波数、t は時間である。

逆フーリエ変換も行われるよ。

逆フーリエ変換とは、信号を周波数領域から時間領域に変換する処理のことだよ。

画像データはデジタルの周期信号だよ。

アナログの周期信号を前提とするフーリエ変換の計算式はそのまま利用できないよ。

コンピュータ上では「離散フーリエ変換」と呼ばれる離散データ向けのフーリエ変換を使うことになる。

離散フーリエ変換という処理を高速に行うアルゴリズムは高速フーリエ変換と呼ばれているよ。

フーリエ変換の性質について教えて！

フーリエ変換の性質には次のものがあるよ。

・線形性：フーリエ変換には線形性がある。

・対称性：フーリエ変換には対称性がある。

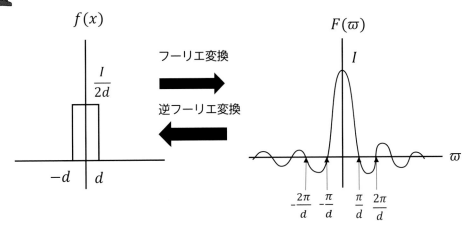

方形パルスのフーリエ変換

・方形パルスの幅 d を狭くすれば、フーリエ変換の幅は大きくなる。

・方形パルスの幅 d を狭くすれば、高周波数成分まで含むようになる。

・時間推移、周波数推移：信号は位相に影響し、スペクトルの形状に影響しない。

・時間微分、時間積分、スペクトル微分 – 共役

・波形の積、スペクトル

【問題4】　誤っているのはどれか。

1. 方形パルスの幅を狭くすれば、低周波数成分まで含むようになる。
2. デルタ関数は関数である。
3. フーリエ変換は異なる波数の波に分解して波の空間（波数空間）に変換する方法である。
4. 逆フーリエ変換は異なる波数で分解したものをもとの関数に戻す変換である。
5. フーリエ変換を行うことで異なる波数の波がどれくらい含まれているか知ることができる。

【解説4】

1. 方形パルスの幅を狭くすれば、低周波数成分まで含むようになる。　→　×　正しい
2. デルタ関数は関数である。　　　　　→　○　デルタ関数は関数に似ているが関数ではない。
3. フーリエ変換は異なる波数の波に分解して波の空間（周波数空間）に変換する方法である。
　　　　　　　　　　　　　　　　　　　　　　　　　→　×　正しい
4. 逆フーリエ変換は異なる波数で分解したものをもとの関数に戻す変換である。
　　　　　　　　　　　　　　　　　　　　　　　　　→　×　正しい
5. フーリエ変換を行うことで異なる波数の波がどれくらい含まれているか知ることができる。
　　　　　　　　　　　　　　　　　　　　　　　　　→　×　正しい

【問題5】　正しいのはどれか。

1. フーリエ変換は制御工学に用いる。
2. 画像データはアナログ信号の周期信号である。
3. フーリエ変換は画像の解像特性や粒状性の評価に用いる。
4. フーリエ変換は信号を周波数領域から時間領域に変換する処理である。
5. 逆フーリエ変換は信号を時間領域から周波数領域に変換する処理である。

【解説5】
1. フーリエ変換は制御工学に用いる。　　　　　　　　　　　　　→　×
　　　　　微分や積分などを代数的な簡単な式に変換することができるため、特に制御工学の分野ではラプラス変換が用いられている。
2. 画像データはアナログ信号の周期信号である。　　　　　　　　→　×
　　　　　画像データはデジタル信号の周期信号である。
3. フーリエ変換は画像の解像特性や粒状性の評価に用いる。　　　→　○
4. フーリエ変換は信号を周波数領域から時間領域に変換する処理である。　→　×
　　　　　フーリエ変換は信号を時間領域から周波数領域に変換する処理である。
5. 逆フーリエ変換は信号を時間領域から周波数領域に変換する処理である。　→　×
　　　　　逆フーリエ変換は信号を周波数領域から時間領域に変換する処理である。

画像の信号ってなぁ〜に？

アナログ信号は変数値が連続的に変化したときの関数値だよ。
デジタル信号は変数値が離散的に変化したときの関数値だよ。
デジタル信号は一般的に二進数が用いられるよ。

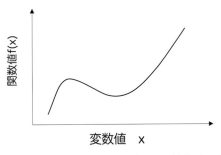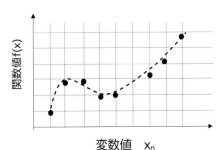

アナログ信号（左）とデジタル信号（右）

画像のデジタル化ってなぁ〜に？

アナログ信号をデジタル信号に変換することをデジタル化というよ。
アナログ電気信号はA/D変換器でデジタル電気信号に変換されるよ。
デジタル電気信号は標本化と量子化のプロセスが実行され、それぞれが空間分解能と濃度分解能という画像特性を決定するよ。

標本化ってなぁ～に？

標本化とは、空間的に連続した信号を任意の間隔で離散的な信号に変換することだよ。
標本化した画像の 1 つの座標点のことを画素というよ。
標本化する際の間隔を標本化間隔またはサンプリングというよ。
標本化間隔の逆数を標本化周波数というよ。
標本化間隔を画素サイズという表現が用いられることがあるよ。
画像を構成する画素数をマトリックスサイズというよ。

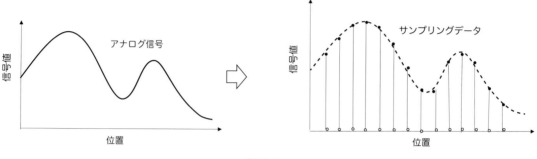

標本化

空間分解能ってなぁ～に？

空間分解能は、一般的に空間内で識別可能な 2 点間の距離のことだよ。
空間分解能には標本化周波数（サンプリング周波数）という場合もあるよ。
標本化間隔が小さいほど空間分解能が優れているよ。

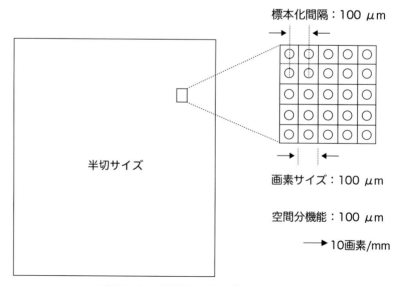

デジタル X 線画像の標本化

量子化と濃度分解能について教えて！

量子化とは、連続的な信号値を任意の間隔で離散的な信号値に変換することだよ。

量子化で得られたそれぞれの信号値のことをピクセル値（グレイレベル、量子化レベル）というよ。

ピクセル値がとる数のことを階調数（グレイレベル数、量子化レベル数）というよ。

濃度分解能は、階調数またはビット深度のことだよ。

連続的な信号値と量子化後の離散値との差を量子化誤差というよ。

階調数が大きいほど濃度分解能は優れているよ。

等高線のような擬似輪郭はデジタル画像の画質を劣化させる原因になるよ。

標本化定理ってなぁ〜に？

標本化定理とは標本化する標本化間隔の問題を定量的に解決する定理だよ。

標本化定理はシャノンの定理やナイキストの定理と呼ばれるよ。

標本化間隔は次式で表されるよ。

$$\Delta x \leqq \frac{1}{2U}$$

$$u_N = \frac{1}{2\Delta x}$$

ここで、u_N はナイキスト周波数（信号を標本化するときのサンプリング周波数の 1/2 の周波数）である。

標本化と空間周波数スペクトルについて教えて！

原画像（A） → 標本化の操作（くし型関数）（B） → 標本化後の画像（C 〜 E）を次に示すよ。

原画像信号の空間周波数スペクトルは一定間隔ごとに標本化を行い、周期的に繰り返した形の関数になるよ。

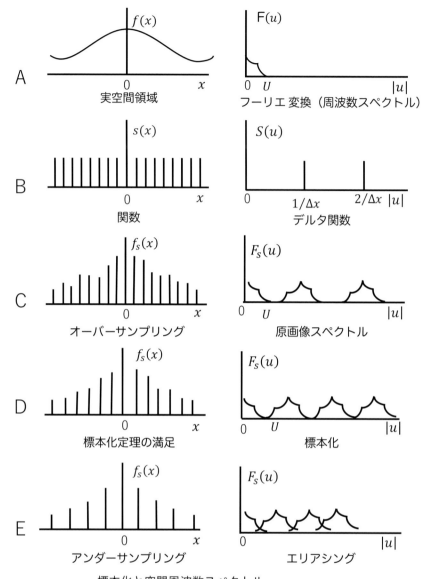

A 実空間領域 / フーリエ変換（周波数スペクトル）

B 関数 / デルタ関数

C オーバーサンプリング / 原画像スペクトル

D 標本化定理の満足 / 標本化

E アンダーサンプリング / エリアシング

標本化と空間周波数スペクトル

エリアシングってなぁ～に？

エリアシングとは折り返し雑音のことで、画像分野において異なる連続信号が区別できなくなることだよ。

エリアシングは偽信号と訳されているよ。

エリアシングが発生するとモアレが見られるよ。

モアレとは、高い空間周波数のものが本来は存在しない低い周波数に誤ってみられることだよ。

エリアシング誤差を防ぐ目的でアンチエリアシングフィルタを用いるよ。

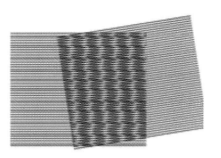

モアレ画像
（Wikipedia ja. wikipedia.org.）

デジタル画像はどんなものに応用されているの？

デジタル画像は単純 X 線画像だけでなく、CT 画像の三次元画像、透視画像などに拡張できるよ。

三次元画像は画素の代わりに使われるボクセルが最小単位になるよ。

透視画像では、1 秒間に撮影される画像の枚数をフレームレートというよ。

デジタル画像のデータ量について教えて！

デジタル画像のデータ量は、画素またはボクセルの総量と階調数をビット単位で表したビット数の積で求めるよ。

データ量は次式で表されるよ。

　データ量 = X・Y・k

　ここで、X および Y は二次元デジタル画像で X 軸方向および Y 軸方向の画素数、k（ビット）は階調数である。

　1 バイト（byte）= 8 ビット（bit）

階調度が 8 ビット（bit）の場合は 1 バイト、16 ビット（bit）の場合は 2 バイトだよ。

　1,024 バイト（byte）= 1 キロバイト

画像データの実質的な性質を保ちながら、データ量を減少させる技術がデータ圧縮だよ。

デジタル X 線画像の画像形成について教えて！

デジタル X 線画像には、CR システムと FPD システムがあるよ。

《CR システム》

　・輝尽性蛍光体を検出器に利用している。

　・輝尽性蛍光体材料は、BaFBr（Eu）、CsBr（Eu）である。

・X 線エネルギーは輝尽性蛍光体プレートに吸収され、潜像として蓄積される。
・レーザ光をプレート面に照射すると、輝尽性光が放出される。
・輝尽性光を集光し、光電子増倍管を用いて電気信号に変換する。
・A/D 変換器で信号をデジタル化する。

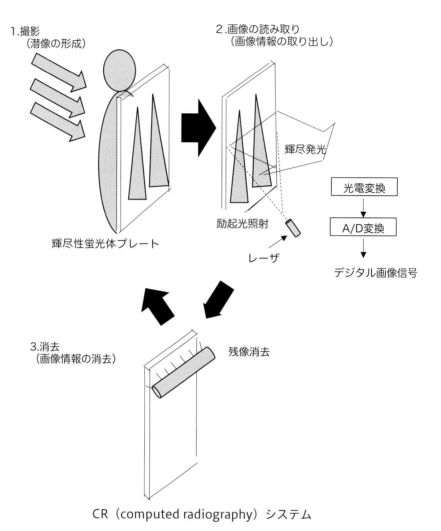

CR（computed radiography）システム

《FPD システム》
・X 線エネルギーを電荷に変換する。
・電荷量をデジタル信号で読み出す。
・読み出しスイッチは薄膜トランジスタである。
・直接変換方式と間接変換方式がある。
・直接変換方式はアモルファスセレン（α-Se）の半導体を用いる。
・間接変換方式は CsI：TI などのシンチレータを用いる。

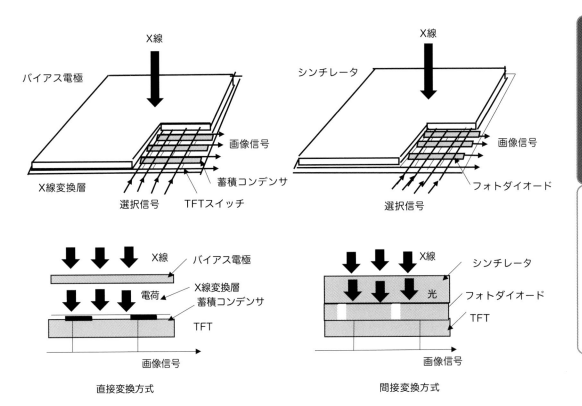

直接変換方式　　　　　　　　　　　間接変換方式

FDP（flat panel detector）システム

【問題 6】　画像のデジタル化で正しいのはどれか。2つ選べ。

1. デジタル化は先に標本化して量子化する。
2. 標本化間隔が狭いとナイキスト周波数は低くなる。
3. エリアシング誤差は標本化で生じる。
4. 画像データを読み取る場合、アパーチャサイズが小さいと解像特性が良い。
5. 画像データを読み取る場合、アパーチャサイズが小さいとノイズ特性が良い。

【解説 6】

1. デジタル化は先に標本化して量子化する。　　　　→　　○
2. 標本化間隔が狭いとナイキスト周波数は低くなる。
　　　　　　　　→　　×　標本化間隔が狭いとナイキスト周波数は高くなる
3. エリアシング誤差は標本化で生じる。　　　　　　→　　○
4. 画像データを読み取る場合、アパーチャサイズが小さいと解像特性が良い。
　　　　　　　　→　　×　アパーチャサイズが大きいと画像データは強く平均化される
5. 画像データを読み取る場合、アパーチャサイズが小さいとノイズ特性が良い。
　　　　　　　　→　　×　アパーチャサイズが大きいとノイズ特性は良くなる

b. 入出力特性

画像の入出力特性ってなぁ～に？

画像の入出力特性は、画像のシステム全体またはシステムの各構成要素における入力と出力の関係を示す特性だよ。
入出力特性は交換特性とも呼ばれるよ。

アナログ X 線画像システムの入出力特性と特性曲線について教えて！

入出力特性は特性曲線によって表現されるよ。
特性曲線は H-D 曲線とも呼ばれているよ。
特性曲線から、最高濃度、ベース濃度＋カブリ濃度、コントラスト特性、相対感度、ラチチュードなど様々な情報が得られるよ。
ラチチュードは特性曲線の直線部を横軸に投影した X 線量域のことだよ。
ラチチュードはダイナミックレンジともいうよ。

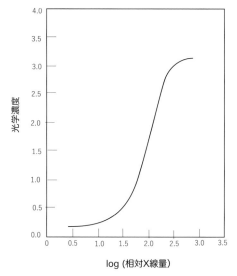

アナログ X 線画像システムの入力特性

デジタル X 線画像システムの入力特性と特性曲線について教えて！

デジタル X 線画像システムの特性曲線は、画像検出系、画像処理系、画像表示系の構成要素に分解できるよ。

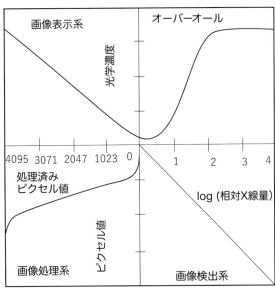

デジタル X 線画像システムの特性曲線

《画像検出系》
- ・デジタル X 線画像システムで X 線エネルギーを光や電荷に変換する X 線検出器からデジタル電気信号に変換する A/D 変換器を含めた系である。
- ・生データを用いる。

《画像処理系》
- ・検出器から出力された画像信号を後処理して、画像表示に適した信号に変換する系である。
- ・入力は生データのピクセル値、出力は処理済みのピクセル値である。
- ・入力 X 線量のばらつきを補正して一定のピクセル値範囲に収める自動機能である。
- ・階調処理、空間周波数処理を行う。
- ・正規化処理と階調処理を合わせた自動階調処理を行う。

《画像表示系》
- ・出力された画像をコピーする系である。
- ・出力は、ソフトコピーの場合、輝度、ハードコピーの場合、光学濃度である。

《オーバーオール特性》
- ・入力は相対 X 線量、出力は光学濃度である。

アナログ特性曲線の表示法はどうするの？

アナログ特性曲線の表示法は、横軸（入力）に相対 X 線量を常用対数で表示するよ。
横軸は相対 X 線量の真数値（y = log ax）で表示することもあるよ。
アナログ系の特性曲線と同じ目盛を使用するよ。
アナログ系とデジタル系の比較が容易になるよ。
例えば、ダイナミックレンジの評価が容易になるよ。
横軸を相対 X 線量の真数値で表示すると、特性曲線の直線性の評価がしやすいよ。

デジタル特性曲線の測定方法はどうするの？

デジタル特性曲線の測定方法には、**タイムスケール法、距離法、ブートストラップ法**があるよ。
デジタル特性曲線はアナログ特性曲線と同様に考えることができるよ。

デジタル特性曲線の 測定方法	特徴
タイムスケール法	・X 線管の管電圧、管電流および X 線管と検出器の距離を一定に保ち、照射時間を変化させて相対 X 線量を変化させる。 ・線量モニタが必須である。
距離法（強度スケール法）	・X 線管と検出器間の距離を変化させて相対 X 線量を変化させる。 ・距離を長くとる必要があり、広い空間が必要である。 ・放射口の金属フィルタを付加する。
ブートストラップ法 （強度スケール法）	・X 線管と検出器の間に置く X 線吸収体の厚さを変化させて相対 X 線量を変化させる。 ・距離を長くとれなくても利用できる簡単な方法である。 ・吸収体からの散乱線、検出器のグレアなどが測定結果に影響する。 ・アルミステップの露光量を変えて撮影する。 ・露光量範囲が不十分である。 ・入出力特性の取得のための作図が複雑である。 ・散乱 X 線の影響を受ける。 ・線質効果の影響を受ける。

デジタル特性曲線から得られる特性には何があるの？

デジタル特性曲線から得られる特性には、**相対感度、ダイナミックレンジ、階調度**があるよ。

特性	特徴
相対感度	・同一のピクセル値を得るのに必要な相対 X 線量の比が相対感度である。 ・画像検出系と画像処理系を合成した特性曲線を使用する。 ・相対感度 RS は次式で表される。 $\quad RS = RE_A/RE_B \times 100$ $\quad RE_A$、RE_B は 2 つの特性曲線の露光量
ダイナミックレンジ	・ピクセル値として識別可能な相対 X 線量の範囲をダイナミックレンジという。 ・ダイナミックレンジが広いほど入射 X 線量の許容度が広い。
階調度	・特性曲線上の単位における接線の勾配の微分を階調度という。 ・解像特性および雑音特性の測定を行う場合、画像信号の線形化の手段として使用する。
画像コントラスト	・2 点間の濃度差が画像コントラストである。 ・特性曲線の直線部の傾きが高い方がコントラストは高い。

【問題 7】　関係のない組み合わせはどれか。

1. 鮮鋭度　　　　　　　　——　　撮影時間
2. 相対感度　　　　　　　——　　露光量
3. ダイナミックレンジ　　——　　ピクセル値
4. 階調度　　　　　　　　——　　画像信号の線形化
5. 画像コントラスト　　　——　　管電圧

【解説 7】

1. 鮮鋭度　　　　　　　　——　　撮影時間　　　　　　→　　○

　　　　　　　　　　鮮鋭度は焦点・被写体・フィルムのブレ、焦点サイズに影響する。

2. 相対感度　　　　　　　——　　露光量　　　　　→　　×　　正しい
3. ダイナミックレンジ　　——　　ピクセル値　　　→　　×　　正しい
4. 階調度　　　　　　　　——　　画像信号の線形化　→　　×　　正しい
5. 画像コントラスト　　　——　　管電圧　　　　　→　　×　　正しい

【問題 8】　デジタル X 線コントラストで影響が最も大きいのはどれか。

1. 散乱線
2. 撮影距離
3. 撮影時間
4. 焦点サイズ
5. X 線管電流

【解説 8】

1. 散乱線　　　　　　　→　　○
2. 撮影距離　　　　　　→　　×　　影響しない因子
3. 撮影時間　　　　　　→　　×　　影響しない因子
4. 焦点サイズ　　　　　→　　×　　影響しない因子
5. X 線管電流　　　　　→　　×　　影響しない因子

c. 画像特性

MTF ってなぁ〜に？

MTF（modulation transfer function）とは、医用画像の鮮鋭度（解像特性）を評価する指標だよ。

ボケの過程を定量的に評価する空間周波数解析だよ。

言い換えると、「画像がどれだけボケているか」を数値化して表しているよ。

放射線画像のボケには次のものがあるよ。

- ・X 線管の焦点サイズによるボケ
- ・撮影中の被写体の動きによるボケ
- ・X 線検出器のボケ
- ・信号伝達・処理系によるボケ
- ・画像処理の効果によるボケ
- ・画像表示系によるボケ

ボケが起こるとその周波数での MTF 値は減少し、画像の解像度も低下することになるよ。

- ・高鮮鋭度システムは線像強度分布（LSF）の広がりは小さい。
- ・鮮鋭度の評価には 2 cycle/mm が用いられる。
- ・点または線像強度分布をフーリエ変換して空間周波数領域に変換した関数である。
- ・光学伝達関数（OTF）は空間周波数領域における信号伝達特性（レスポンス関数）である。

変調伝達関数（MTF）は光学伝達関数の絶対値

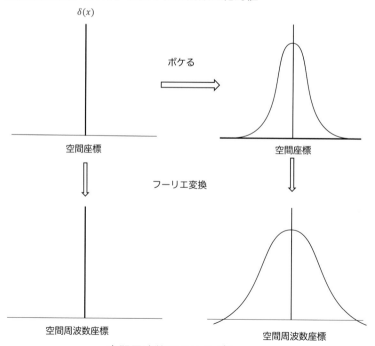

空間周波数におけるボケ

デジタル画像システムの MTF の考え方について教えて！

増感紙 - フィルム系では、特性曲線を用いて系の線形化を行い、MTF を計算するよ。
デジタル画像システムでは、入出力特性を用いて系の線形化を行い、MTF を計算するよ。

プリサンプリング MTF の測定方法はどうするの？

MTF の測定方法には、スリット法とエッジ法があるよ。

MTF の測定方法	特徴
スリット法	・プリサンプリング MTF を求める方法である。 ・スリット像の線像強度分布をフーリエ変換する。 ・X 線管とスリット開口部のアライメント調整が重要である。 ・十分な強度の信号を得るのが難しい。 ・大量の X 線出力を必要とする。 ・スリット幅は 10 μm 以下である。 ・取得したスリット画像から MTF 解析は比較的容易である。 ・レスポンス関数 S (u) は次式で定義する。 $$S(u) = \int_{-\infty}^{\infty} h(x)\, exp(-2\pi i u x)\, dx$$ ここで、h (x) は線像強度分布、u は空間周波数である。 ・実際には、定義通りの関数入力を得ることができないので、u = 0 において MTF が 1 になるように正規化する必要がある。 ・スリット法によるレスポンス関数 S (u) は次式で定義する。 $$S(u) = \frac{\int_{-\infty}^{\infty} S(x) exp(-2\pi i u x) dx}{\int_{-\infty}^{\infty} S(x) dx}$$ ・具体的な計算法は下記の通りである。 　・スリット像を挟んだ 256 × 256 マトリックスのデジタルデータを照射線量データに変換する。 　・サンプリング間隔を小さくして線広がり関数（LSF）を求める。 　・線広がり関数（LSF）を高速フーリエ変換する。 　・0 空間周波数で規格化してプリサンプリング MTF とする。 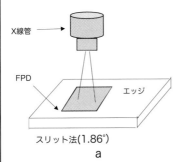 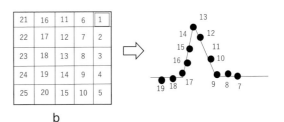 スリット法の撮影配列（a）、合成 LSF 法でのデータの並び替え（b）

エッジ法	・ステップ信号を入力信号として、出力信号からシステムの MTF を得る方法である。
	・ESF を微分し LSF に変換し、フーリエ変換を行い MTF を算出する。
	・入力信号を得るためのアライメントが厳密ではなく、画像取得が容易である。
	・ESF を LSF に変換する際の微分処理でノイズが増幅するため、平滑化が必要である。
	・微分処理によるノイズの影響により LSF への外挿判断や基準の決定が難しい。
	・MTF を求めるには**エッジ分布関数（ESF）**を微分して線広がり関数（LSF）を求め、さらにフーリエ変換して、絶対値を求める。
	・IEC では、DQE を算出するときの MTF の測定法として推奨される。
	・具体的な計算法は下記の通りである。
	   ・エッジ像を撮影し、エッジをまたぐ 256 × 256 マトリックスのデジタルデータを取得する。
	   ・エッジを合成し、**エッジ分布関数（ESF）**を求める。
	   ・デジタルデータを照射線量に変換後、ESF を生成する。
	   ・ESF を隣接差分として LSF を計算する。
	   ・LSF を高速フーリエ変換して、0 空間周波数で規格化して**プリサンプリング** MTF を求める。
	
	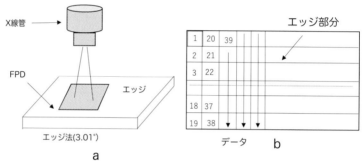
	エッジ法の撮影配列（a）、合成 LSF 法でのデータの取り方（b）

矩形チャート法	・矩形波に含まれる正弦波の応答から MTF を算出する方法である。 ・空間周波数が矩形波の周波数に依存する。 ・入力信号を得るための画像取得が比較的容易である。 ・外挿が必要ないため、解析者間の MTF 測定結果のばらつきが少ない。 ・プロファイルから整数倍の周期の範囲を正確に抽出して解析する。 ・コルトマン補正式で矩形波レスポンス関数を正弦波レスポンス関数に変換する。 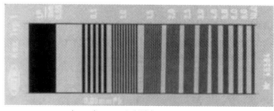 houshasengishi.blogspot.com 矩形チャート

増感紙 - フィルム系の MTF について教えて！

簡単に説明するね。

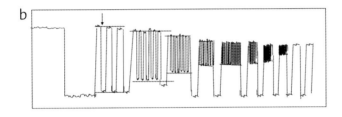

・a は矩形波チャート像である。

・b は a の矩形波の写真濃度分布である。

・空間周波数の最大濃度（D_{max}）と最小濃度（D_{min}）を特性曲線で相対 X 線強度に変換し、その最大強度 E_{max}（u）と最小強度 E_{min}（u）を求める。

・空間周波数の E_{max}（u）と E_{min}（u）を用いて矩形波レスポンスを算出する。

・矩形波レスポンス関数 SWRF（u）は次式で求める。

$$SWRF(u) = \frac{C_{out}(u)}{C_{in}(u)}$$

$$C_{in} = \frac{E_{max}(0.05) - E_{min}(0.05)}{E_{max}(0.05) + E_{min}(0.05)}$$

$$C_{out}(u) = \frac{E_{max}(u) - E_{min}(u)}{E_{max}(u) + E_{min}(u)}$$

ここで、C_{in} は入力コントラスト、C_{out} は空間周波数が u（cycles/mm）のときの出力コントラストである。

・矩形波レスポンス関数をコルトマンの補正式で正弦波レスポンス関数（MTF）に変換する。

【問題 9】　CR の MTF で正しいのはどれか。2 つ選べ。

1. MTF は高いほど画像特性は劣る。
2. MTF とは変調伝達関数と呼ばれる。
3. デジタル MTF で評価することが多い。
4. LSF のパワースペクトルで求められる。
5. 評価はタイムスケール法が有効である。

【解説 9】

1. MTF は高いほど画像特性は劣る。　　　→　×　MTF は高いほど画像特性は優れている
2. MTF とは変調伝達関数と呼ばれる。　→　○
3. デジタル MTF で評価することが多い。
　　　→　×　評価法は距離法、ブートストラップ法、タイムスケール法がある。
4. LSF のパワースペクトルで求められる。
　　　→　×　LSF は線広がり関数、パワースペクトルは空間周波数成分濃淡画像のことである。
5. 評価はタイムスケール法が有効である。→　○

d. 雑音特性

 医用画像の雑音特性には、何があるの？

 医用画像の雑音特性には、RMS 粒状度、ウィナースペクトル（WS）などがあるよ。

 RMS 粒状性について教えて！

 粒状度とは、X 線フィルムの黒化度のざらつきのことだよ。
ざらつきを粒状といい、粒状の示す性質を雑音特性というよ。
モトルとはまだら、斑点の意味だよ。
X 線画像のモトルの大部分は X 線量子モトルだよ。

X 線写真モトル		
増感紙モトル		フィルムの粒状
X 線量子モトル	増感紙の構造モトル	

画像はノイズに強い影響を受けるよ。
ノイズレベルが高いと信号はノイズに埋もれるよ。

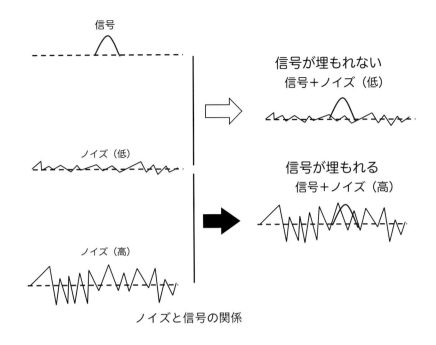

ノイズと信号の関係

RMS 粒状度はどうして求めるの？

RMS 粒状度の計算式は次の通りだよ。

$$\sigma(D) = \sqrt{\frac{\sum\limits_{i=1}^{N}\left(\Delta D_i\right)^2}{N-1}}$$

ここで、D は写真濃度、N は測定点の数、D_i は測定の濃度値である。また、$\bar{D}$ は測定の濃度値の平均、$\Delta D_i = D_i - \bar{D}$ だよ。

$\sigma(D)$ はマイクロデンシトメータの走査開口およびフィルム濃度で変化するよ。

自己相関関数ってなぁ～に？

自己相関関数 C (ξ) は写真濃度の粗さや細かさを表現するよ。

自己相関関数は次式で定義されるよ。

$$C(\xi) = \frac{1}{L}\int_{-\frac{L}{2}}^{\frac{L}{2}} f(x)\, f(x+\xi)\, dx$$

ここで、L は周期、$f(x)$ は周期 L の任意関数である。

【問題10】 X線画像の粒状性で正しいのはどれか。

1. 鮮鋭度が良いと粒状度は良い。
2. 粒状度は濃度の標準誤差から求める。
3. 比較的高濃度領域で粒状度は目立ちやすい。
4. 粒状度は画像を構成するばらつきを示す。
5. ノイズ特性は RMS 粒状度とパワースペクトルで評価する。

【解説10】

1. 鮮鋭度が良いと粒状度は良い。　　　　→　×　鮮鋭度が良いと粒状度は悪い
2. 粒状度は濃度の標準誤差から求める。　→　×　粒状度は濃度の標準偏差から求める
3. 比較的高濃度領域で粒状度は目立ちやすい。

　　　　　　　　→　×　比較的低濃度領域で粒状性は目立ちやすい

4. 粒状度は画像を構成するばらつきを示す。　　　　→　○
5. ノイズ特性は RMS 粒状度とパワースペクトルで評価する。

　　　　　　　　→　×　ノイズ特性は RMS 粒状度とウィナースペクトルで評価する

ウィナースペクトルについて教えて！

ウィナースペクトルとは、医用画像の雑音特性のことだよ。
面積の次元を持ち、ノイズを空間周波数ごとに示すよ。

・ウィナースペクトルが大きいと雑音特性は悪い。
・検出器ウィナースペクトルにはあまり影響しない。
・標本化間隔によって起きるエリアシングの影響を受ける。
・自己相関関数をフーリエに変換する方法と波形を直接フーリエ変換する方法がある。

フーリエ変換	計算式
自己相関関数をフーリエに変換する方法	$WS(u) = \dfrac{1}{L}\lvert \Delta F(u)\rvert^2$
波形を直接フーリエ変換する方法	$C_\Delta(\xi) = \displaystyle\int_{-\infty}^{\infty} WS(u)\,exp(-2\pi iu\xi)\,d\xi$ $WS(u) = \displaystyle\int_{-\infty}^{\infty} C_\Delta(\xi)\,exp(-2\pi iu\xi)\,d\xi$ この関係をウィナー・ヒンチンの定理という。

RMS 粒状性はノイズの一部を表しているだけに過ぎず、正確で詳細なノイズの解析にはウィナースペクトルが有用だよ。

1. 医用画像

2. 練習問題

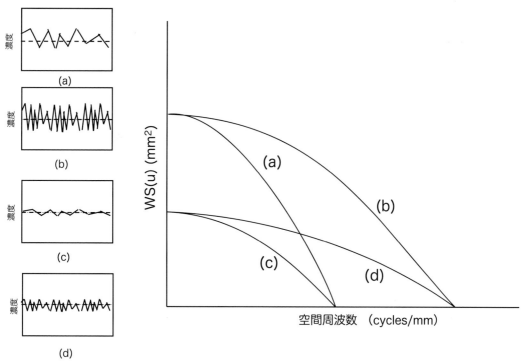

ウィナースペクトルの写真濃度分布と信号の関係

【問題 11】　正しいのはどれか。

1. ウィナースペクトルの単位は mm^3 である。
2. 入射 X 線の SNR は量子数の平方根に応じて低下する。
3. デジタル X 線システムは増感紙構造モトルが支配的である。
4. ウィナースペクトルの面積は RMS 粒状性の二乗に対応する。
5. 量子モトルのウィナースペクトルは解像特性の優れたシステムの方が低い。

【解説 11】
1. ウィナースペクトルの単位は mm^3 である。
　　　　　　→　×　ウィナースペクトルの単位は mm^2 である
2. 入射 X 線の SNR は量子数の平方根に応じて低下する。
　　　　　　→　×　入射 X 線の SNR（signal-noise ratio）は量子数の平方根に
　　　　　　　　　応じて向上する
3. デジタル X 線システムは増感紙構造モトルが支配的である。
　　　　　　→　×　デジタル X 線システムは量子モトルが支配的である
4. ウィナースペクトルの面積は RMS 粒状性の二乗に対応する。　→　○
5. 量子モトルのウィナースペクトルは解像特性の優れたシステムの方が低い。
　　　→　×　量子モトルのウィナースペクトルは解像特性の優れたシステムの方が高い

【問題 12】　ウィナースペクトルで正しいのはどれか。

1. ウィナースペクトル値は低いほど粒状性が良い。
2. ウィナースペクトルにおいて低空間周波数領域ではスクリーンモトルが寄与する。
3. ウィナースペクトルにおいて高空間周波数領域では量子モトルが寄与する。
4. ウィナースペクトルは相互関数をフーリエ変換して求めることができる。
5. ウィナースペクトルは画像の雑音変動を周波数解析する方法である。

【解説 12】

1. ウィナースペクトル値は低いほど粒状性が良い。
　　→　×　ウィナースペクトル値は低いほど粒状性が悪い
2. ウィナースペクトルにおいて低空間周波数領域ではスクリーンモトルが寄与する。
　　→　×　ウィナースペクトルにおいて高空間周波数領域ではスクリーンモトルが寄与する
3. ウィナースペクトルにおいて高空間周波数領域では量子モトルが寄与する。
　　→　×　ウィナースペクトルにおいて低空間周波数領域では量子モトルが寄与する
4. ウィナースペクトルは相互関数をフーリエ変換して求めることができる。
　　→　×　ウィナースペクトルは自己相関関数をフーリエ変換して求めることができる
5. ウィナースペクトルは画像の雑音変動を周波数解析する方法である。→　○

e. 信号検出理論

信号検出理論ってなぁ～に？

信号検出理論とは、雑音の中から信号を検出する過程を扱う理論だよ。
信号検出理論では、主観的な病変検出能や診断能を数量として計測しているよ。
ROC の解析に役立つよ。

統計的決定理論について教えて！

信号検出理論は統計的決定理論から導き出されているよ。
統計的決定理論には、刺激－反応行列、信号有無の判断のための最適な決定則、理想的な観察者が関係しているよ。

刺激－反応行列について教えて！

刺激－反応行列とは、2 入力 2 出力の関係をまとめたものだよ。
2 入力とは、「信号がある」場合と「信号がない」場合、2 出力とは、「信号あり」、「信号なし」のことだよ。
次の 4 種類の反応に分類できるよ。

刺激―反応行列	条件付き確率
真陽性（TP）	・「信号を含む画像（s）」を見て、「正しく信号あり（S）」と答える。 ・条件付き確率 P（S｜s）を真陽性率、感度、感受性、有病正診率という。
偽陰性（FN）	・「信号を含む画像（s）」を見て、「誤って信号なし（N）」と答える。 ・条件付き確率 P（N｜s）を偽陰性率、ミス確率という。
偽陽性（FP）	・「信号を含まない画像（s）」を見て、「誤って信号あり（S）」と答える。 ・条件付き確率 P（S｜n）を偽陽性率、誤報確率という。
真陰性（TN）	・「信号を含まない画像（s）」を見て、「正しく信号なし（N）」と答える。 ・条件付き確率 P（N｜n）を真陰性率、特異度、無病正診率という。

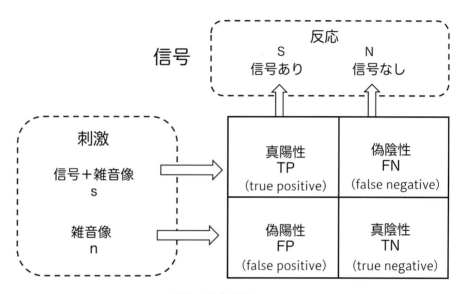

刺激―反応行列

信号有無の判断のための最適な決定則について教えて！

観察者は画像を観察し、観測値 X に対して「信号あり」または「信号なし」のいずれか
の判定を行うよ。
観察者は判定を行う前に利得と損失を考え、最大利得を得るために最適な決定を行うよ。
最適な決定則は、尤度比（感度÷（1－特異度））が成立する場合にのみ「信号あり」、
逆の場合に「信号なし」と判定することだよ。

理想的観察者について教えて！

理想的観察者とは、雑音と信号を含む画像から有効な情報をすべて抽出し、尤度比を計算し、判定基準との比較を行い、尤度比が判定基準を超えるときにだけ反応するものだよ。

【問題 13】　刺激ー反応行列で有病正診率はどれか。

1. TP
2. FN
3. FP
4. TN
5. TF

【解説 13】
1. TP　　→　○
2. FN　　→　×　ミス確率
3. FP　　→　×　誤報確率
4. TN　　→　×　無病正診率
5. TF　　→　×　この確率の概念はない

f. ROC

ROC 解析ってなぁ〜に？

ROC 解析（receiver operating characteristic analysis）は、医療画像システムの信号検出能、診断能を評価できる信頼性の高い視覚評価法だよ。

ROC 曲線ってなぁ〜に？

ROC 曲線は、刺激ー反応行列における真陽性率（TPF）を縦軸に、偽陽性率（FPF）を横軸に表示したものだよ。

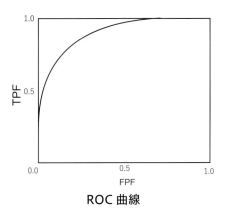

ROC 曲線

信号を含む画像が提示された場合の観察者の反応を下記に示すよ。

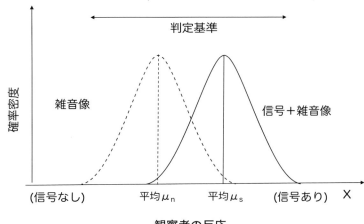

観察者の反応

ROC 曲線の曲線について教えて！

 等分散の場合と不等分散の場合を示すよ。
等分散と不等分散を確認する前にはデータが正規分布に従うことが前提だよ。
等分散とは、データが釣鐘型の形状を対象とした2群で近似していることを示すよ。
不等分散とは、データが釣鐘型の形状を対象とした2群で異なることを示すよ。

等分散

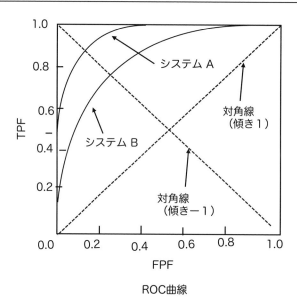

ROC曲線

「信号＋雑音」と「雑音」の分散が等しいときのROC曲線

不等分散

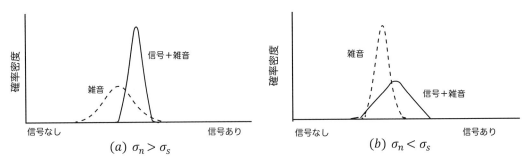

(a) $\sigma_n > \sigma_s$　　　　　　(b) $\sigma_n < \sigma_s$

「信号＋雑音」と「雑音」の分散が異なるときの確率密度関数

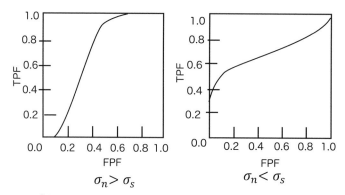

$\sigma_n > \sigma_s$　　　　　　$\sigma_n < \sigma_s$

「信号＋雑音」と「雑音」の分散が異なるときのROC曲線

ROC 曲線の単一指標について教えて！

ROC 曲線全体の特性を反映する単一指標があれば、ROC 曲線の定量的な比較が容易になるよ。

よく用いられる単一指標には ROC 曲線の下側の面積、両正規分布の分離度があるよ。

単一指標	特徴
ROC 曲線の下側の面積	・ROC 曲線の下側の面積で信号検出の良さを比較できる。 ・最大値が 1、最小値が 0.5 になる。 ・2AFC 法（37 頁）で得られる信号検出率と理論的に等価である。
両正規分布の分離度	・両正規分布が離れているほど、信号と雑音をよく区別でき、ROC 曲線は左上角に近づく。 ・両正規分布の平均値の差を指標に用いる。

ROC 解析の観察実験の方法について教えて！

ROC 解析の観察実験の方法は、Yes-no 実験、強制選択実験、評定実験があるよ。
一般的評定実験には、評定確信度法および連続確信度法があるよ。

評定確信度法	・観察者の反応は 5 段階のカテゴリーを設けているよ。 　・信号は絶対にない。 　・信号は多分ない。 　・わからない。 　・信号は多分ある。 　・信号は絶対にある。
連続確信度法	・カテゴリーを設けていない。 ・長さ 50 mm 程度の連続スケールを利用する。 ・観察者の評定結果を自由にマークしてもらう。 ・確信度はスケールの左端からマークまでの距離で求める。 ・カテゴリー分類は観察実験終了後に行う。

平均 ROC 曲線について教えて！

平均 ROC 曲線は、アベレージ法で求めるよ。
アベレージ法とは各プロット点の平均値を求めることだよ。
他の方法にプール法があるよ。
プール法は、観察者の評定値を画像資料ごとに平均化した後、ROC 曲線を求める方法だよ。

統計的有意差検定法について教えて！

統計的有意差検定法には、**t 検定**や**ジャックナイフ法**があるよ。

LROC 解析と FROC 解析について教えて！

次の通りだよ。

LROC 解析 （Localization ROC 曲線）	・信号の有無に加えて信号位置の正誤を判定結果に組み込む方法
FROC 解析 （Free-response ROC曲線）	・1 枚の観察資料に複数の信号を含ませることができる方法 ・信号がどの位置にあるのか、1 枚の観察資料に対して繰り返し答えることができる。 ・信号がなければ、何も答える必要がない。

【問題 14】　ROC 解析で誤っているのはどれか。

1. 平均 ROC 曲線はアベレージ法で求める。
2. ROC 解析の一般的評定実験には、評定確信度法がある。
3. ROC 解析の観察実験の方法には、ジャックナイフ法がある。
4. FROC 解析とは、1 枚の観察資料に複数の信号を含ませることができる方法である。
5. LROC 解析とは、信号の有無に加えて信号位置の正誤を判定結果に組み込む方法である。

【解説 14】
1. 平均 ROC 曲線はアベレージ法で求める。　　　　　　　　　→　×　正しい
2. ROC 解析の一般的評定実験には、評定確信度法がある。　　→　×　正しい
3. ROC 解析の観察実験の方法には、ジャックナイフ法がある。　→　○
　　　　　　ROC 解析の観察実験の方法は、Yes-no 実験、強制選択実験、評定実験がある。
4. FROC 解析とは、1 枚の観察資料に複数の信号を含ませることができる方法である。
　　　　　　　　　　　　　　　　　　　　　　　　　　　　　　→　×　正しい
5. LROC 解析とは、信号の有無に加えて信号位置の正誤を判定結果に組み込む方法である。
　　　　　　　　　　　　　　　　　　　　　　　　　　　　　　→　×　正しい

g. DQE、NEQ

DQE、NEQ ってなぁ～に？

DQE（検出量子効率）および NEQ（雑音等価量子数）は信号対雑音標準に基づく画質評価尺度のことだよ。

DQE はシステムの入力と出力の SNR の 2 乗の比であり、次式で求められるよ。

$$DQE = \frac{(S/N)_{out}^2}{(S/N)_{in}^2}$$

NEQ はシステムの出力の SNR の 2 乗であり、次式で求められるよ。

$$NEQ = (S/N)_{out}^2$$

X 線画像の雑音特性の代表的な評価尺度としてウィナースペクトル（WS）が用いられるが、NEQ はシステムの WS の逆数の概念に相当するのだよ。

DQE、NEQ の特徴は次の通りだよ。

画質評価尺度	特徴
DQE	・デジタル系のデジタル X 線画像システムの物理的評価に向いている。 ・画像検出系の固有の検出効率に相当する評価尺度である。 ・鮮鋭度と粒状性のバランスに関する情報を与えない。 ・同一の DQE 値であっても、必ずしも物理的画質が等しいことを意味していない。 ・DQE の評価尺度で明確にわからないこと。 　　・空間分解能の情報 　　・濃度分解能の情報 　　・デジタル WS に含まれるエリアシングの影響 　　・検出器のアーチファクト 　　・デジタル画像処理の種類と処理条件 　　・画像主力装置の性能 ・診断を目的とした X 線画像システムの画質を判断する決め手にはなり得ない。
NEQ	・出力の SNR のみで決定される。 ・入射 X 線量に依存する。 ・入射 X 線量が多いと NEQ の値は大きくなる。 ・アナログ X 線画像システムに広く用いられている。

DQE の測定項目には何があるの？

下記に DQE の測定項目を示すよ。

・X 線の線質の決定
・デジタル特性曲線の測定
・プリサンプリング MTF の測定
・デジタル WS の測定
・入射フォトン数の計算
・動画特有の補正

【問題 15】 DQE で誤っているのはどれか。

1. 空間分解能の情報は明確にわかる。
2. 鮮鋭度と粒状性のバランスに関する情報を与えない。
3. 画像検出系の固有の検出効率に相当する評価尺度である。
4. デジタル系のデジタル X 線画像システムの物理的評価に向いている。
5. 同一の DQE 値であっても、必ずしも物理的画質が等しいことを意味しない。

【解説 15】

1. 空間分解能の情報は明確にわかる。　→　○　空間分解能の情報は明確にわからない
2. 鮮鋭度と粒状性のバランスに関する情報を与えない。　　　　　→　×　正しい
3. 画像検出系の固有の検出効率に相当する評価尺度である。　　　→　×　正しい
4. デジタル系のデジタル X 線画像システムの物理的評価に向いている。→　×　正しい
5. 同一の DQE 値であっても、必ずしも物理的画質が等しいことを意味しない。
　　　　　　　　　　　　　　　　　　　　　　　　　　　　　　　→　×　正しい

h. 画像の視覚評価

画像の視覚評価について教えて！

画像の評価法には、物理的評価法と視覚的評価法があるよ。
視覚的評価法は、画像情報を人間の視覚でとらえ、脳で処理して知覚・判断するよ。
視覚評価の特性を下記に示すよ。

視覚評価の特性	特徴
明るさに対する感覚	・ウェーバ比は次式で表される（ウェーバの法則による）。 $$C = \frac{\Delta I}{I}$$ ここで、Iは刺激強度、ΔIは弁別閾である。 ・人間の感覚量Sは、Iの対数量に比例し、次式で表される（フェヒナーの法則による）。 S = klogI + a ここで、kは提示条件で定まる係数、aは定数である。
空間周波数特性	・2 cycles/degree 付近で応答は最大である。 ・空間周波数が 2 cycles/degree より低くても高くても応答は低下する。 ・明るさや色によって特性は変化する。
時間周波数特性	・明るさが時間的にゆっくり変動している場はちらつき（フリッカー）を感じる。 ・周波数を高くすると連続光のように感じる。
マッハ効果	・濃度差がある境界部において白い部分はより白く、黒い部分はより黒く見える効果である。

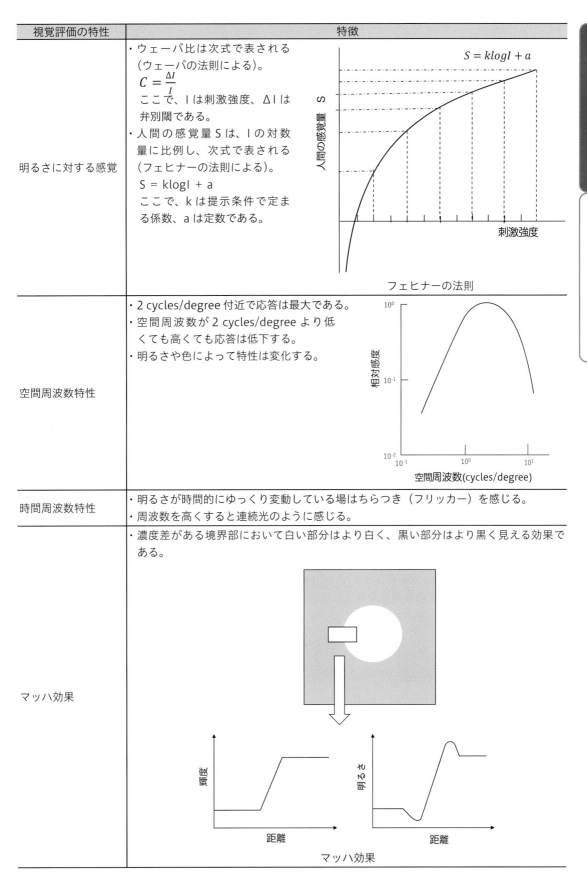

$S = klogI + a$

人間の感覚量 S

刺激強度

フェヒナーの法則

相対感度 / 空間周波数(cycles/degree)

輝度 / 距離　　明るさ / 距離

マッハ効果

視覚評価の心理学的測定法について教えて！

視覚評価の心理学的測定法は、感覚、知覚、認知、感性の変化を測定するよ。
心理学的測定法は精神物理学的測定法と尺度構成法に大別できるよ。

心理学的測定法	特徴
精神物理学的測定法	・定数測定法ともいう。 ・精神的物理定数は以下の通りである。 | 定数	内容
絶対値	・感覚が生じる最小の刺激値
刺激頂	・感覚が生じる最大の刺激値、あるいは感覚がそれ以上進まない刺激値
弁別閾	・感覚に差が生じる最小の刺激変化量
等価値	・標準刺激と主観的に等しいと感じられる刺激値
定比値	・標準刺に対して、主観的にその n 倍にあたると感じられる刺激値
等価差異値	・標準刺激が示す距離と主観的に等しい距離をもっと感じられる刺激値 | ・測定法は、調整法、極限法、恒常法、信号検出理論を応用した方法がある。 ・極限法はランドルト環チャート法、ハウレットチャート法、C-D ダイアグラム法である。 ・恒常法は強制選択法である。 ・受信者動作特性解析は信号検出理論を応用した方法である。
尺度構成法	・直接数量化する方法である。 ・尺度には、名義尺度、序数尺度、距離尺度、比例尺度がある。

よく利用される視覚評価法について教えて！

よく利用される視覚評価法には、ハウレットチャート法、C-D ダイアグラム、強制選択法、一対比較法があるよ。

視覚評価法	特徴
ハウレットチャート法	・視覚評価にハウレットチャートが使用される。 ハウレットチャート（NYHP nyhp.client.jp） ・ハウレットチャートで視認できる最小のものを最小視認閾値として内径、空間周波数、画質値を評価する。 ・視認確率はグラフにする場合が多い。
C-D ダイアグラム	・信号サイズと識閾コントラストとの関係を示す図である。 ・バーガーファントムがよく用いられる。 ・信号サイズが大きければ、低コントラストでも信号を識別できる。 ・信号サイズが小さければ、高コントラストでなければ信号を識別できない。 ・画質指数を用いて画質の単一指標として評価することもある。

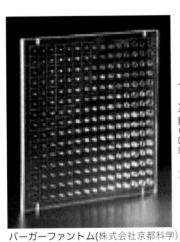

バーガーファントム(株式会社京都科学)

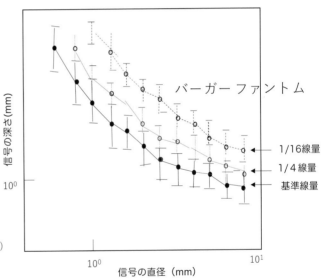

バーガーファントム

強制選択法	・2 枚の画像を観察者に提示し、信号があると感じられる画像を選択させる。 ・2 肢強制選択法（2AFC 法）である。 ・2AFC 法の検出率は 50 〜 100％と狭い範囲である。 ・1 枚の画像を 4 区分に分割して、その 1 つに信号を入れる。4AFC 法では、検出率下限値は 25％になる。 ・18AFC 法の検出率下限値は 5.6％である。 ・25AFC 法の検出率下限値は 4.0％である。
一対比較法	・n 種類の刺激が与えられたとき、その中から 2 個ずつ組み合わせて対を作り、比較判断した結果を基に各刺激に対する心理的尺度を構成する方法である。

視覚評価の結果の変動について教えて！

視覚評価の結果には、観察者間の変動、試料間変動、観察者内変動があるよ。

視覚評価の結果の変動	特徴
観察者間変動	・観察者間の判定基準の相違に起因する。 ・判定基準の設定やバラツキの度合いが職種や経験に関係する。 ・判定基準の設定を揃える必要がある。
試料間変動	・同じ画質特性の観察資料であっても、観察資料で評価結果に変動が現れる。
観察者内変動	・観察者の判定基準の揺らぎに関係する。

【問題 16】　視覚評価でないのはどれか。

1. ハウレットチャート法
2. C-D ダイアグラム
3. 強制選択法
4. 一対比較法
5. 連続確信度法

【解説 16】

1. ハウレットチャート法　　　　→　×　正しい
2. C-D ダイアグラム　　　　　　→　×　正しい
3. 強制選択法　　　　　　　　　→　×　正しい
4. 一対比較法　　　　　　　　　→　×　正しい
5. 連続確信度法　　　　　　　　→　○　ROC 解析の一般的評定実験の方法

2. 練習問題

注）「練習問題」の解答欄の○×は、問題に対しての○×を記述しています。

Q001 画像の視覚評価法はどれか。

1. RMS 粒状度
2. 量子検出効率（DQE）
3. 雑音等価量子数（NEQ）
4. ウィナースペクトル
5. C-D ダイアグラム

1. RMS 粒状度	→ ×	粒状性特性の評価法
2. 量子検出効率（DQE）	→ ×	SN 比の考え方による画質評価法
3. 雑音等価量子数（NEQ）	→ ×	画像を形成するのに使われている X 線の光子数を表す
4. ウィナースペクトル	→ ×	粒状性特性の評価法
5. C-D ダイアグラム	→ ○	

解答 → 5

Q002 デジタル系を構成する MTF でエリアシングの影響を含むのはどれか。

1. デジタル MTF
2. アパーチャ MTF
3. X 線検出器の MTF
4. ディスプレイ MTF
5. 画像処理フィルタの MTF

1. デジタル MTF	→ ○
2. アパーチャ MTF	→ ×
3. X 線検出器の MTF	→ ×
4. ディスプレイ MTF	→ ×
5. 画像処理フィルタの MTF	→ ×

エリアシングとは、統計学や信号処理やコンピュータグラフィックスなどの分野において異なる連続信号が標本化によって区別できなくなることをいう。

解答 → 1

Q003　デジタルラジオグラフィのノイズで撮影線量に依存するのはどれか。

1. 量子化ノイズ
2. 電気系ノイズ
3. X線量子ノイズ
4. エリアシングノイズ
5. 検出器の構造ノイズ

1. 量子化ノイズ　　　　　→　×　撮影線量に依存せず、一定の値を示す。
2. 電気系ノイズ　　　　　→　×　撮影線量に依存せず、一定の値を示す。
3. X線量子ノイズ　　　　→　○
4. エリアシングノイズ　　→　×　撮影線量に依存しない
5. 検出器の構造ノイズ　　→　×　撮影線量に依存せず、一定の値を示す。

解答　→ 3

Q004　X線画像の雑音で誤っているのはどれか。

1. 雑音等価量子数を用いて総合的に評価できる。
2. 画像濃度の標準偏差を用いて画像の粒状度を表すことができる。
3. 光子密度の統計的ゆらぎによる分散は透過光子数の平均値にほぼ等しい。
4. 光子数が増加するにつれて統計的ゆらぎによる雑音の影響は大きくなる。
5. 画像濃度の変動を周波数解析することで画像雑音の細かさを表すことができる。

1. 雑音等価量子数を用いて総合的に評価できる。　→　×　正しい
2. 画像濃度の標準偏差を用いて画像の粒状度を表すことができる。→　×　正しい
3. 光子密度の統計的ゆらぎによる分散は透過光子数の平均値にほぼ等しい。
　　　　　　　　　　　　　　　　　　　　　　　　→　×　正しい
4. 光子数が増加するにつれて統計的ゆらぎによる雑音の影響は大きくなる。
　　　　　　　　　　　　　　　　　→　○　雑音の影響は小さくなる
5. 画像濃度の変動を周波数解析することで画像雑音の細かさを表すことができる。
　　　　　　　　　　　　　　　　　　　　　→　×　正しい

解答　→ 4

Q005 ROC 曲線の縦軸と横軸の組み合わせで正しいのはどれか。
ただし、A ～ D は以下の通りとする。

A：信号を含む画像を観察して信号ありと答える確率

B：信号を含む画像を観察して信号なしと答える確率

C：雑音のみの画像を観察して信号ありと答える確率

D：雑音のみの画像を観察して信号なしと答える確率

1. A —— B
2. A —— C
3. A —— D
4. B —— C
5. B —— D

1. A —— B → ×
2. A —— C → ○
3. A —— D → ×
4. B —— C → ×
5. B —— D → ×

A：真陽性　B：偽陰性　C：偽陽性　D：真陰性

解答 → 2

Q006 視覚の特性に関係しないのはどれか。

1. マッハ効果
2. 同時対比現象
3. 幾何学的錯視
4. コルトマン補正
5. 肉眼の MTF 特性

1. マッハ効果　　　　 → ×　関係する
2. 同時対比現象　　　 → ×　関係する
3. 幾何学的錯視　　　 → ×　関係する
4. コルトマン補正　　 → ○
MTF に関する補正式で、矩形波レスポンス関数を正弦波レスポンス関数に変換する。
5. 肉眼の MTF 特性　 → ×　関係する

解答 → 4

Q007　正しいのはどれか。2つ選べ。

- ☑ 　1.　粒状性は感光材料の感度に依存しない。
- ☑ 　2.　X線の量子モトルは粒状性に影響しない。
- ☐ 　3.　ウィナースペクトルの値が低いほど粒状性は優れている。
- 　　　4.　RMS粒状度はフィルム濃度のばらつきを標準偏差で表す。
- 　　　5.　粒状性の優劣は高コントラストな信号の検出器に影響する。

1.　粒状性は感光材料の感度に依存しない。　　　→　×　感度に依存する
2.　X線の量子モトルは粒状性に影響しない。　　　→　×　大きく影響する
3.　ウィナースペクトルの値が低いほど粒状性は優れている。　　→　○
4.　RMS粒状度はフィルム濃度のばらつきを標準偏差で表す。　→　○
5.　粒状性の優劣は高コントラストな信号の検出器に影響する。
　　　　　　　　　　　　　　　　　　→　×　信号の検出能への影響は小さい

解答　→　3、4

Q008　デジタル画像で正しいのはどれか。2つ選べ。

- ☑ 　1.　量子化をしてから標本化が行われる。
- ☑ 　2.　濃度分解能は量子化レベルで決まる。
- ☐ 　3.　標本化間隔が大きいほど空間分解能は良い。
- 　　　4.　標本化間隔はナイキスト周波数によって決まる。
- 　　　5.　標本化間隔がアパーチャサイズより小さければ雑音特性は悪くなる。

1.　量子化をしてから標本化が行われる。
　　　　　　　　　　　　　　→　×　標本化をしてから量子化が行われる
2.　濃度分解能は量子化レベルで決まる。　　　　　→　○
3.　標本化間隔が大きいほど空間分解能は良い。　　→　×　空間分解能は悪い
4.　標本化間隔はナイキスト周波数によって決まる。　→　○
5.　標本化間隔がアパーチャサイズより小さければ雑音特性は悪くなる。
　　　　　　　　　　　　　　→　×　雑音特性は比較的良くなる

解答　→　2、4

Q009 DQE の算出に用いないのはどれか。

1. 入射 X 線量子数
2. デジタル特性曲線
3. プリサンプリング MTF
4. デジタルウィナースペクトル
5. C-D ダイアグラム

1. 入射 X 線量子数　　　　　　　→　×　用いる
2. デジタル特性曲線　　　　　　　→　×　用いる
3. プリサンプリング MTF　　　　→　×　用いる
4. デジタルウィナースペクトル　　→　×　用いる
5. C-D ダイアグラム　　　　　　　→　○

C-D ダイアグラムとは、バーガーファントムを撮影し画像を視覚評価する方法である。

解答　→ 5

Q010 ROC 解析で正しいのはどれか。2 つ選べ。

1. 連続確信度法は 5 段階評定である。
2. 特異度が有病正診率と呼ばれている。
3. 観察者間の診断能力の差は評価できない。
4. ROC 曲線下の面積を用いて評価する。
5. CT 画像と MR 画像の病変検出能の違いを評価できる。

1. 連続確信度法は 5 段階評定である。
　　　　　　　　　　　　→　×　連続確信度法は数字で判定しない
2. 特異度が有病正診率と呼ばれている。
　　　　　　　　　　　　→　×　感度が有病正診率と呼ばれている
3. 観察者間の診断能力の差は評価できない。
　　　　　　　　　　　　→　×　診断能力の差は評価できる
4. ROC 曲線下の面積を用いて評価する。　　　　→　○
5. CT 画像と MR 画像の病変検出能の違いを評価できる。　→　○

解答　→ 4、5

Q 011　粒状度で誤っているのはどれか。

- [x] 1．RMS 粒状度の値が大きいほど粒状性が悪い。
- [x] 2．RMS 粒状度は空間周波数ごとのノイズがわかる。
- [ ] 3．ウィナースペクトルの値が大きいほど粒状性が悪い。
   4．RMS 粒状度はマイクロデンシトメータのアパーチャサイズで変化する。
   5．ウィナースペクトルの測定ではマイクロデンシトメータのアパーチャに縦長の細い
   スリットを用いる。

1．RMS 粒状度の値が大きいほど粒状性が悪い。　　　→　×　正しい
2．RMS 粒状度は空間周波数ごとのノイズがわかる。　　→　○
3．ウィナースペクトルの値が大きいほど粒状性が悪い。　→　×　正しい
4．RMS 粒状度はマイクロデンシトメータのアパーチャサイズで変化する。
　　　　　　　　　　　　　　　　　　　　　　　　　　→　×　正しい
5．ウィナースペクトルの測定ではマイクロデンシトメータのアパーチャに縦長の細
　いスリットを用いる。　　　　　　　　　　　　　　　→　×　正しい

解答　→ 2

Q 012　デジタル画像で入射 X 線量に依存するノイズはどれか。2 つ選べ。

- [x] 1．電気系ノイズ
- [ ] 2．光量子ノイズ
- [ ] 3．量子化ノイズ
   4．X 線量子モトル
   5．IP の構造モトル

1．電気系ノイズ　　　　　→　×
2．光量子ノイズ　　　　　→　○
3．量子化ノイズ　　　　　→　×
4．X 線量子モトル　　　　→　○
5．IP の構造モトル　　　　→　×

デジタル画像の入射 X 線量に依存するノイズ：光量子ノイズ、X 線量子モトル

解答　→ 2、4

Q013 ウィナースペクトルの測定に用いるのはどれか。2つ選べ。

1. 階調処理
2. LSF 画像の作成
3. トレンド除去処理
4. ピクセル寸法の測定
5. オーバーオール特性曲線の測定

---

1. 階調処理	→	×
2. LSF 画像の作成	→	×
3. トレンド除去処理	→	○
4. ピクセル寸法の測定	→	○
5. オーバーオール特性曲線の測定	→	×

ウィナースペクトルの測定に含まれるもの：トレンド除去処理、ピクセル寸法の測定

解答　→ 3、4

Q014 ウィナースペクトルの模式図とそれらの測定に用いた画像試料のサイン濃度分布を図に示す。図の A に対応するのはどれか。

1. ア
2. イ
3. ウ
4. エ
5. オ

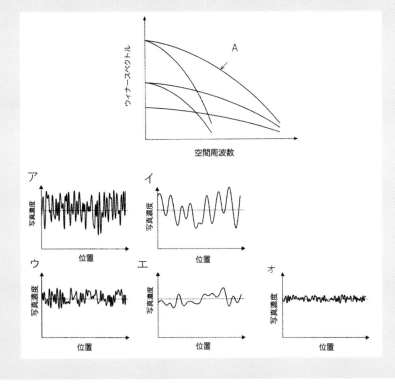

1. ア　　→　○
2. イ　　→　×
3. ウ　　→　×
4. エ　　→　×
5. オ　　→　×

A は高周波・低周波データの変動が大きい。

解答　→ 1

Q015　正しいのはどれか。2 つ選べ。

1. 異常がない画像に対して異常ありと判断した確率を感度という。
2. 異常がある画像に対して異常ありと判断した確率を特異度という。
3. 異常がある画像に対して異常なしと判断した場合を偽陰性という。
4. 異常がない画像に対して異常ありと判断した場合を真陽性という。
5. 異常がない画像に対して異常なしと判断した場合を真陰性という。

1. 異常がない画像に対して異常ありと判断した確率を感度という。
　　　→　×　異常がある画像に対して異常ありと判断した確率を感度という。
2. 異常がある画像に対して異常ありと判断した確率を特異度という。
　　　→　×　異常がない画像に対して異常なしと判断した確率を特異度という。
3. 異常がある画像に対して異常なしと判断した場合を偽陰性という。　→　○
4. 異常がない画像に対して異常ありと判断した場合を真陽性という。
　　　→　×　異常がない画像に対して異常ありと判断した場合を偽陽性という。
5. 異常がない画像に対して異常なしと判断した場合を真陰性という。　→　○

解答　→ 3、5

Q 016 刺激―反応行列のある判別点 X_c について特異性の確率はどれか。ただし、$f(s|n)$ は雑音を含む信号の条件付確率密度関数、$f(s|n)$ は雑音のみの条件付確率密度関数とする。

1. $\displaystyle\int_{x_c}^{\infty} f(x|s)dx$

2. $\displaystyle\int_{x_c}^{\infty} f(x|n)dx$

3. $\displaystyle\int_{-\infty}^{x_c} f(x|s)dx$

4. $\displaystyle\int_{-\infty}^{x_c} f(x|n)dx$

5. $\displaystyle\int_{-\infty}^{x_c} f(x|s)dx + \int_{x_c}^{\infty} f(x|s)dx$

---

1. $\displaystyle\int_{x_c}^{\infty} f(x|s)dx$ → ×

2. $\displaystyle\int_{x_c}^{\infty} f(x|n)dx$ → ×

3. $\displaystyle\int_{-\infty}^{x_c} f(x|s)dx$ → ×

4. $\displaystyle\int_{-\infty}^{x_c} f(x|n)dx$ → ○

5. $\displaystyle\int_{-\infty}^{x_c} f(x|s)dx + \int_{x_c}^{\infty} f(x|s)dx$ → ×

雑音は真陰性のことである。図の斜線部分である。

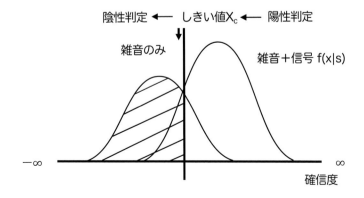

解答 → 4

Q017 空間周波数の関数はどれか。

1. WS
2. ROC
3. LSF
4. RMS
5. NEQ

1. WS　　→　○　ウィナースペクトル
2. ROC　　→　×　視覚評価
3. LSF　　→　×　線像強度分布
4. RMS　　→　×　粒状度測定
5. NEQ　　→　×　雑音等価量子数

解答　→ 1

Q018 正しいのはどれか。

1. ROC 曲線の横軸は真陽性率である。
2. ROC 曲線下の面積の最大値は 0.5 である。
3. ROC 曲線は評価の難易度に影響されない。
4. ROC 解析結果は物理的評価と一致する。
5. ROC 曲線間の統計的有意差検定にジャックナイフ法が用いられる。

1. ROC 曲線の横軸は真陽性率である。　　　　→　×
　　　　　縦軸は真陽性率。横軸は偽陽性率である。
2. ROC 曲線下の面積の最大値は 0.5 である。　　→　×
　　　　　ROC 曲線下の面積の最大値は 1 である。
3. ROC 曲線は評価の難易度に影響されない。　　→　×
　　　　　ROC 曲線は評価の難易度に影響され、結果は下がる。
4. ROC 解析結果は物理的評価と一致する。　　→　×
　　　　　物理的評価と一致しない
5. ROC 曲線間の統計的有意差検定にジャックナイフ法が用いられる。　→　○

解答　→ 5

Q019 センシトメトリで誤っているのはどれか。

1. ブートストラップ法は散乱 X 線の影響を受ける。
2. 距離法は放射口に金属フィルタを付加する。
3. 光センシトメトリは自動現像機の濃度管理に役立つ。
4. S-F（screen-film）系でタイムスケール法は相反則不軌道の影響を受ける。
5. マイクロデンシトメータで得られる濃度は拡散光濃度である。

1. ブートストラップ法は散乱 X 線の影響を受ける。　　　→　×　正しい
2. 距離法は放射口に金属フィルタを付加する。　　　　　→　×　正しい
3. 光センシトメトリは自動現像機の濃度管理に役立つ。　→　×　正しい
4. S-F（screen-film）系でタイムスケール法は相反則不軌道の影響を受ける。
　　　　　　　　　　　　　　　　　　　　　　　　　　→　×　正しい
5. マイクロデンシトメータで得られる濃度は拡散光濃度である。
　　　　　　　　　　　　　　　　→　　○　濃度は平行光濃度である。

解答　→ 5

Q020 DQE と NEQ との関係を表す式はどれか。ただし、q は撮影システムに入射した単位面積あたりの X 線光子数とする。

1. $DQE = q \cdot NEQ$
2. $DQE = q \cdot NEQ^2$
3. $DQE = \dfrac{NEQ}{q}$
4. $DQE = \dfrac{q}{NEQ}$
5. $DQE = \dfrac{1}{q \cdot NEQ}$

1. $DQE = q \cdot NEQ$　　→　×
2. $DQE = q \cdot NEQ^2$　　→　×
3. $DQE = \dfrac{NEQ}{q}$　　→　○
4. $DQE = \dfrac{q}{NEQ}$　　→　×
5. $DQE = \dfrac{1}{q \cdot NEQ}$　　→　×

解答　→ 3

Q021　デジタル X 線画像の入出力特性で正しいのはどれか。2 つ選べ。

1. 特性曲線は写真濃度で表す。
2. 特性曲線は相対 X 線強度で表す。
3. ディスプレイ特性は X 線量で表す。
4. オーバーオール特性曲線はピクセル値で表す。
5. 特性曲線の測定法にタイムスケール法を用いる。

1. 特性曲線は写真濃度で表す。　　　　　　　　→　×　ピクセル値で表す
2. 特性曲線は相対 X 線強度で表す。　　　　　　→　○
3. ディスプレイ特性は X 線量で表す。　　　　　→　×　輝度で表す
4. オーバーオール特性曲線はピクセル値で表す。　→　×　輝度で表す
5. 特性曲線の測定法にタイムスケール法を用いる。→　○

解答　→ 2、5

Q022　DR システムの MTF 測定で誤っているのはどれか。

1. デジタル MTF の計算にはピクセル値を用いる。
2. 解像特性の評価にはオーバーオール特性を用いる。
3. プリサンプリング MTF の測定にはエッジ法を用いる。
4. プリサンプリング MTF はエリアシングエラーを含む。
5. 信号とサンプリングアパーチャとの位置不変性は成り立たない。

1. デジタル MTF の計算にはピクセル値を用いる。　　　　　→　×　正しい
2. 解像特性の評価にはオーバーオール特性を用いる。　　　　→　×　正しい
3. プリサンプリング MTF の測定にはエッジ法を用いる。　　→　×　正しい
4. プリサンプリング MTF はエリアシングエラーを含む。
　　　　　　　　　　→　○　エリアシングエラーを含まない
5. 信号とサンプリングアパーチャとの位置不変性は成り立たない。→　×　正しい

解答　→ 4

Q023 図に増感紙 - フィルム系の特性曲線を示す。階調度がほぼ一定のとき、高周波領域の NEQ が最も高いのはどれか。

1. A
2. B
3. C
4. D
5. E

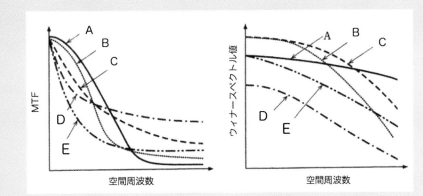

1. A → ×
2. B → ×
3. C → ×
4. D → ○
5. E → ×

解答 → 4

 Q024 ROC 解析で正しいのはどれか。2 つ選べ。

1. ROC 曲線の横軸が真陽性率を表している。
2. t 検定は観察者間の変動を考慮した方法である。
3. 5 段階のカテゴリーを用いた方法が評定確信度法である。
4. 評定確信度法ではスケールを中点の印に記入した用紙を使用する。
5. 試料ごとに観察者の評定値を平均化して求める方法がアベレージ法である。

1. ROC 曲線の横軸が真陽性率を表している。 → × 縦軸が真陽性率である
2. t 検定は観察者間の変動を考慮した方法である。 → ○
3. 5 段階のカテゴリーを用いた方法が評定確信度法である。 → ○
4. 評定確信度法ではスケールを中点の印に記入した用紙を使用する。
　　　　→ × 印が記入されていない自由スケールを使用する
5. 試料ごとに観察者の評定値を平均化して求める方法がアベレージ法である。
　　　　→ × プール法である

解答 → 2、3

Q025　ROC解析に関連しないのはどれか。

1. 感度
2. 特異度
3. 評定実験
4. 空間周波数
5. 刺激―反応行列

1. 感度	→	×
2. 特異度	→	×
3. 評定実験	→	×
4. 空間周波数	→	○
5. 刺激―反応行列	→	×

空間周波数：単位長に含まれる構造の繰り返しの多さである。

解答　→ 4

Q026　増感紙 - フィルム系を用いて 20 段のアルミステップウェッジを撮影した。ある同一撮影条件における 1 回照射と 2 回照射のグラフを図に示す。このグラフから特性曲線を作成した場合、相対線量の対数値 1.5 に対応する写真濃度はどれか。ただし $\log_{10}2 = 0.3$ とする。

1. 0.5
2. 1.0
3. 1.5
4. 2.5
5. 3.5

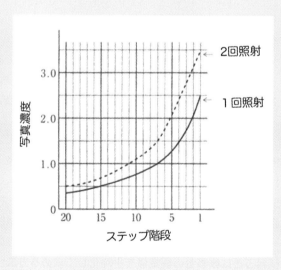

1. 0.5　→　×
2. 1.0　→　×
3. 1.5　→　×
4. 2.5　→　○
5. 3.5　→　×

解答　→ 4

Q 027 C-D ダイアグラムを作成する際、使用するのはどれか。

1. ラダーファントム
2. ワイヤファントム
3. バーガーファントム
4. ハウレットチャート
5. ランドルト環

---

1. ラダーファントム　　　→　×
2. ワイヤファントム　　　→　×
3. バーガーファントム　　→　○
4. ハウレットチャート　　→　×
5. ランドルト環　　　　　→　×

C-D ダイアグラム：信号の大きさとコントラストとの関係を視覚評価する。

解答　→ 3

Q 028 DR 系における MTF で正しいのはどれか。2 つ選べ。

1. 位置不変性が成立する。
2. エッジ像の ESF（edge spread function）をフーリエ変換して MTF を求める。
3. プリサンプリング MTF はエリアシングの影響を含まない。
4. スリット像の線像強度分布からフーリエ変換して MTF を求める。
5. オーバーオール MTF はデジタル MTF とディスプレイ MTF の和である。

---

1. 位置不変性が成立する。　　　　　　　　　　　　　　　　　　→　×
2. エッジ像の ESF をフーリエ変換して MTF を求める。　　　　　→　×
3. プリサンプリング MTF はエリアシングの影響を含まない。　　→　○
4. スリット像の線像強度分布からフーリエ変換して MTF を求める。　→　○
5. オーバーオール MTF はデジタル MTF とディスプレイ MTF の和である。→　×

解答　→ 3、4

Q029 自己相関関数をフーリエ変換して得られるのはどれか。

1. WS
2. MTF
3. PTF
4. ROC
5. TMS

1. WS → ○
2. MTF → ×
3. PTF → ×
4. ROC → ×
5. TMS → ×

自己相関関数をフーリエ変換して得られるのはウィナースペクトル（WS）である。

解答 →1

Q030 信号のある画像を s、雑音のみの画像を n とし、観察者の判定で「信号あり」を S、「信号なし」を N とするとき、ROC 解析の刺激—反応行列で正しいのはどれか。2 つ選べ。ただし、P（X|x）は条件付確率である。

1. P（S|s）を感度という。
2. P（N|s）を特異度という。
3. P（S|n）をヒットという。
4. P（N|n）を真陰性率という。
5. P（N|s）＋P（S|s）は 1 を超える。

1. P（S|s）を感度という。 → ○
2. P（N|s）を特異度という。 → × 偽陰性率という
3. P（S|n）をヒットという。 → × 偽陽性率という
4. P（N|n）を真陰性率という。 → ○
5. P（N|s）＋P（S|s）は 1 を超える。 → × 1 になる

解答 →1、4

Q031 X線画像特性を調べるファントム画像を図に示す。評価結果として得られるのはどれか。

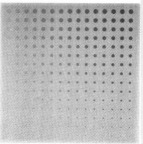

1. MTF
2. 特性曲線
3. ROC曲線
4. C-Dダイアグラム
5. ウィナースペクトル

1. MTF	→	×
2. 特性曲線	→	×
3. ROC曲線	→	×
4. C-Dダイアグラム	→	○
5. ウィナースペクトル	→	×

バーガーファントムはC-Dダイアグラムを評価する。

解答　→ 4

Q032 ノイズ特性で正しいのはどれか。2つ選べ。

1. 光量子ノイズを固定ノイズという。
2. NPS（normalized noise power spectrum）はノイズ量を空間周波数ごとに示す。
3. X線量が少なければ、ざらつきの多い画像となる。
4. RMS粒状度の値が大きいほど粒状性が良いことを示す。
5. デジタルのウィナースペクトルの値が大きいほど粒状性が良いことを示す。

1. 光量子ノイズを固定ノイズという。
　　　　　　　　　　　→ 　× 　光量子ノイズはランダムノイズのことである
2. NPSはノイズ量を空間周波数ごとに示す。　　　　　→ 　○
3. X線量が少なければ、ざらつきの多い画像となる。　→ 　○
4. RMS粒状度の値が大きいほど粒状性が良いことを示す。
　　　　　　　　　　　→ 　× 　粒状性は悪い
5. デジタルのウィナースペクトルの値が大きいほど粒状性が良いことを示す。
　　　　　　　　　　　→ 　× 　粒状性は悪い

解答　→ 2、3

Q033 X線画像の評価で正しいのはどれか。2つ選べ。

1. MTFの評価には10 cycles/mmが用いられる。
2. 被写体のコントラストが上昇すれば解像力は低下する。
3. ROC解析は読影者間の能力の差を評価することができる。
4. RMS粒状度はフィルム濃度のバラツキを標準偏差で表している。
5. 並列細線法で分離不能になった細線の幅をdとすると、解像力は1/(3d) cycles/mmである。

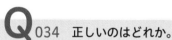

1. MTFの評価には10 cycles/mmが用いられる。
　　　　　　　　　　　　　　　　　　→　×　　10 cycles/mmは用いない
2. 被写体のコントラストが上昇すれば解像力は低下する。
　　　　　　　　　　　　　　　　　　→　×　　解像力は上昇する
3. ROC解析は読影者間の能力の差を評価することができる。　　→　○
4. RMS粒状度はフィルム濃度のバラツキを標準偏差で表している。→　○
5. 並列細線法で分離不能になった細線の幅をdとすると、解像力は1/(3d) cycles/mmである。　　　　　→　×　　解像力は1/(2d) cycles/mmである

解答　→ 3、4

Q034 正しいのはどれか。

1. $\int_{-\infty}^{\infty} \delta(x)dx = \infty$ である。
2. δ関数δ(x)はδ(1) = 0である。
3. $\int_{-\infty}^{\infty}\int_{-\infty}^{\infty} PSF(x,y)\,dxdy = LSF(x)$ である。
4. 単位ステップ関数はδ関数の微分で定義される。
5. エッジ広がり関数ESFを微分すると線広がり関数LSFになる。

1. $\int_{-\infty}^{\infty} \delta(x)dx = \infty$ である。　　　　　　　→　×
2. δ関数δ(x)はδ(1) = 0である。　　　　　　　　　　　→　×
3. $\int_{-\infty}^{\infty}\int_{-\infty}^{\infty} PSF(x,y)\,dxdy = LSF(x)$ である。　　　→　×
4. 単位ステップ関数はδ関数の微分で定義される。　　　→　×
5. エッジ広がり関数ESFを微分すると線広がり関数LSFになる。→　○

解答　→ 5

Q 035　正しいのはどれか。2つ選べ。

1. 輝度と人間が感じる明るさとの関係は線形である。
2. 視覚の空間周波数特性はローパスフィルタ型である。
3. 網膜ではパターン認識など高次の情報処理が行われる。
4. それまでと違う感覚を得る最小刺激強度差を jnd という。
5. マッハ効果とは明暗の境界部分でエッジが強調されて感じる現象である。

1. 輝度と人間が感じる明るさとの関係は線形である。　　　　　　　→　×
2. 視覚の空間周波数特性はローパスフィルタ型である。　　　　　　→　×
3. 網膜ではパターン認識など高次の情報処理が行われる。　　　　　→　×
4. それまでと違う感覚を得る最小刺激強度差を jnd という。　　　　→　○
5. マッハ効果とは明暗の境界部分でエッジが強調されて感じる現象である。→　○

解答　→ 4、5

Q 036　コントラストで正しいのはどれか。

1. X 線写真コントラストは隣接する2部分の濃度の差である。
2. X 線写真コントラストはフィルムのガンマと露光量に依存しない。
3. フィルムコントラストはガンマ（γ）では評価できない。
4. フィルムコントラストはグラジエント（G）では評価できない。
5. フィルムコントラストは平均グラジエント（$\bar{G}$）では評価できない。

1. X 線写真コントラストは隣接する2部分の濃度の差である。　　　　→　○
2. X 線写真コントラストはフィルムのガンマと露光量に依存しない。　→　×
3. フィルムコントラストはガンマ（γ）では評価できない。　　　　　→　×
4. フィルムコントラストはグラジエント（G）では評価できない。　　→　×
5. フィルムコントラストは平均グラジエント（$\bar{G}$）では評価できない。　→　×

解答　→ 1

Q 037　正しいのはどれか。

1. X 線管焦点は鮮鋭度に影響しない。
2. 増感紙は鮮鋭度に影響しない。
3. 鮮鋭度は空間周波数領域で評価する。
4. 解像力測定には矩形波チャートを用いる。
5. 鮮鋭度は空間周波数領域では評価を行わない。

1. X線管焦点は鮮鋭度に影響しない。　　　→　×
2. 増感紙は鮮鋭度に影響しない。　　　　　→　×
3. 鮮鋭度は空間周波数領域で評価する。　　→　×
4. 解像力測定には矩形波チャートを用いる。　→　○
5. 鮮鋭度は空間周波数領域では評価を行わない。　→　×

解答　→ 4

Q038　誤っているのはどれか。

1. フィルムの粒状度はウィナースペクトルで評価できる。
2. RMSとは標準偏差である。
3. 濃度の揺らぎはガウス分布を呈する。
4. RMS粒状度は走査開口サイズに影響する。
5. RMS粒状度は濃度に影響しない。

1. フィルムの粒状度はウィナースペクトルで評価できる。　→　×　正しい
2. RMSとは標準偏差である。　　　　　　　　　　　　　　→　×　正しい
3. 濃度の揺らぎはガウス分布を呈する。　　　　　　　　　→　×　正しい
4. RMS粒状度は走査開口サイズに影響する。　　　　　　 →　×　正しい
5. RMS粒状度は濃度に影響しない。　　　　　　　　　　 →　○　影響する

解答　→ 5

Q039　ROC解析で正しいのはどれか。2つ選べ。

1. FROC曲線の横軸はFPFである。
2. ROC曲線下の面積の最大値は0.5である。
3. LROC解析は信号の有無と位置も認知させる解析法である。
4. 平均ROC曲線に差があれば統計的優位差検定は不要である。
5. 正常100例のうち70例を正常と判断したときの特異度は70％である。

1. FROC曲線の横軸はFPFである。　　　　　　→　×　横軸はFPIである
2. ROC曲線下の面積の最大値は0.5である。　　→　×　最大値は1である
3. LROC解析は信号の有無と位置も認知させる解析法である。　　　→　○
4. 平均ROC曲線に差があれば統計的優位差検定は不要である。
　　　　　　　　　　→　×　統計的優位差を求める場合には検定を行う。
5. 正常100例のうち70例を正常と判断したときの特異度は70％である。→　○

解答　→ 3、5

040 DQE で正いのはどれか。

1. 視覚特性が評価できる。
2. 理論的な最大値は 1 となる。
3. 高空間周波数ほど高い値となる。
4. CR 画像と FPD 画像の比較はできない。
5. DQE の値が等しいとき物理的評価は等しい。

1. 視覚特性が評価できる。 → × 評価できない
2. 理論的な最大値は 1 となる。 → ○
3. 高空間周波数ほど高い値となる。 → × 低い値となる
4. CR 画像と FPD 画像の比較はできない。 → × 比較はできる
5. DQE の値が等しいとき物理的評価は等しい。

→ × 物理的評価は等しいと限らない

解答 → 2

 041 関数 f (x) をフーリエ変換して得た関数 F (u) を図に示す。F (x) を表すのはどれか。

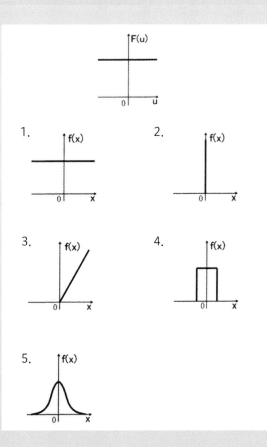

1.　→　×
2.　→　○
3.　→　×
4.　→　×
5.　→　×

F（u）は白色スペクトルである。

解答　→ 2

Q 042　デジタル特性曲線で誤っているのはどれか。

1. 入出力の線形性を評価できる。
2. システムのコントラスト特性を評価できる。
3. 入射 X 線量のダイナミックレンジを評価できる。
4. タイムスケール法による測定は相反則不軌の影響を受ける。
5. ブートストラップ法による測定は散乱 X 線の影響を受ける。

---

1. 入出力の線形性を評価できる。　　　　　　　　　　　　　→　×
2. システムのコントラスト特性を評価できる。　　　　　　　→　×
3. 入射 X 線量のダイナミックレンジを評価できる。　　　　→　×
4. タイムスケール法による測定は相反則不軌の影響を受ける。　→　○
　　　　　　増感紙 - フィルム系と違い、相反則不軌の影響を受けない。
5. ブートストラップ法による測定は散乱 X 線の影響を受ける。　→　×

解答　→ 4

Q 043　ウィナースペクトルで正しいのはどれか。

1. 体積の次元を持つ。
2. 値が小さいほど NEQ は小さい。
3. 濃度変動をフーリエ変換して求める。
4. 値が大きいほど信号の検出能は優れる。
5. 高空間周波数領域は量子モトルに影響される。

1. 体積の次元を持つ。　　　　　　　　→　×　面積の次元を持つ
2. 値が小さいほど NEQ は小さい。　　　→　×　値が大きいほど NEQ は小さい
3. 濃度変動をフーリエ変換して求める。　→　○
4. 値が大きいほど信号の検出能は優れる。→　×　検出能は劣る
5. 高空間周波数領域は量子モトルに影響される。
　　　　　　　　　　　　　　　　　　　→　×　フィルムの粒状性に影響される

解答　→ 3

Q 044　ROC 解析で正しいのはどれか。2 つ選べ。

1. 解析結果は物理的評価と一致する。
2. ROC 曲線の横軸は偽陽性率である。
3. ROC 曲線下の面積の最大値は 0.5 である。
4. ROC 曲線は評価の難易度に影響されない。
5. ROC 曲線間の統計的優位差検定にジャックナイフ法が用いられる。

---

1. 解析結果は物理的評価と一致する。　　　　　　→　×　一致するとは限らない
2. ROC 曲線の横軸は偽陽性率である。　　　　　　→　○
3. ROC 曲線下の面積の最大値は 0.5 である。　　→　×　1 である
4. ROC 曲線は評価の難易度に影響されない。　　→　×　影響される
5. ROC 曲線間の統計的優位差検定にジャックナイフ法が用いられる。→　○

解答　→ 2、5

Q 045　DQE で正しいのはどれか。2 つ選べ。

1. 面積の次元を持つ。
2. X 線光子の利用効率を表す。
3. 出力画像の SN 比に対応する。
4. NEQ を入射光子数で割った値である。
5. 同一値であれば解像特性は等しい。

---

1. 面積の次元を持つ。	→ 　× 　次元をもたない
2. X 線光子の利用効率を表す。	→ 　○
3. 出力画像の SN 比に対応する。	→ 　×

　　　　システムに入力した SN 比の 2 乗に対する出力の SN 比の 2 乗で定義する。

4. NEQ を入射光子数で割った値である。	→ 　○
5. 同一値であれば解像特性は等しい。	→ 　× 　解像特性は等しいと限らない

解答　→ 2、4

Q046 スリット法で測定した CR システムのプリサンプリング MTF を図に示す。考えられるのはどれか。

1. 雑音が強く影響した。
2. 周波数処理をオフにしなかった。
3. 有効露光量の変換を行わなかった。
4. イメージングプレートが劣化していた。
5. 走査方向に対するスリットの配置が不適切であった。

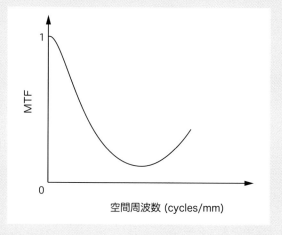

1. 雑音が強く影響した。	→ 　×
2. 周波数処理をオフにしなかった。	→ 　×
3. 有効露光量の変換を行わなかった。	→ 　×
4. イメージングプレートが劣化していた。	→ 　×
5. 走査方向に対するスリットの配置が不適切であった。	→ 　○

解答　→ 5

Q047 信号が含まれる画像 100 枚と雑音のみの画像 100 枚とをランダムな順番で観察し、信号の有無を 2 段階で評価した。求められるのはどれか。2 つ選べ。

1. 感度
2. 解像力
3. 特異度
4. NEQ
5. ROC 曲線

1. 感度 → ○
2. 解像力 → ×
3. 特異度 → ○
4. NEQ → ×
5. ROC 曲線 → ×

解答 →1、3

Q048 X 線画像系の性能評価用チャートの写真を示す。最も関連するのはどれか。

1. 倍数露光
2. 標準偏差
3. フーリエ変換
4. コルトマン補正
5. ジャックナイフ法

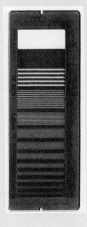

1. 倍数露光 → ×
2. 標準偏差 → ×
3. フーリエ変換 → ×
4. コルトマン補正 → ○
5. ジャックナイフ法 → ×

矩形波チャートでは MTF 測定を行う。矩形波 MTF からコルトマン補正を用いて正弦波 MTF を求める。

解答 →4

Q 049　2 方向からの投影データをもとに、2×2 画像からなる CT 画像を逐次近似法によって
再構成する手順を図に示す。a ～ d の数値の組み合わせで正しいのはどれか。

	a	b	c	d
1.	1	5	7	7
2.	2	4	6	8
3.	3	3	5	9
4.	4	2	4	10
5.	5	1	3	11

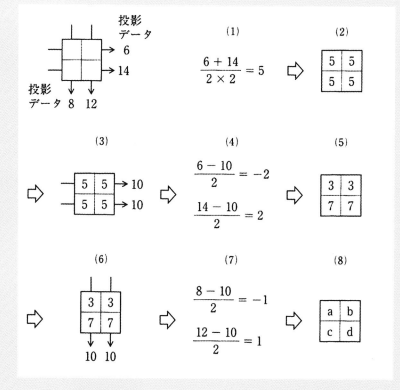

	a	b	c	d		
1.	1	5	7	7	→	×
2.	2	4	6	8	→	○
3.	3	3	5	9	→	×
4.	4	2	4	10	→	×
5.	5	1	3	11	→	×

解答　→ 2

Q050 C-D ダイアグラムを作成する際に使用するのはどれか。

1. バーファントム
2. スターファントム
3. ラダーファントム
4. ワイヤファントム
5. バーガーファントム

1. バーファントム → ×
2. スターファントム → ×
3. ラダーファントム → ×
4. ワイヤファントム → ×
5. バーガーファントム → ○

C-D ダイアグラム：バーガーファントムを用いる。

解答 → 5

 Q051 デジタル画像の MTF 計測で正しいのはどれか。

1. プリサンプルド MTF で評価する。
2. 階調度の高いシステムは MTF が高い。
3. LSF のパワースペクトルで求められる。
4. デジタル MTF はエリアシング誤差が含まれない。
5. デジタル特性曲線が直線なら相対 X 線強度に変換する必要はない。

1. プリサンプルド MTF で評価する。 → ○
2. 階調度の高いシステムは MTF が高い。 → ×
　　特性曲線の階調度によって MTF は変わることはない。
3. LSF のパワースペクトルで求められる。 → ×
　　MTF 値は LSF のフーリエ変換の絶対値で求める。
4. デジタル MTF はエリアシング誤差が含まれない。 → ×
　　エリアシング誤差を生じる
5. デジタル特性曲線が直線なら相対 X 線強度に変換する必要はない。 → ×
　　デジタル特性曲線は横軸が相対 X 線強度の常用対数、縦軸は画素値である。
　　相対 X 線強度に変換する必要がある。

解答 → 1

Q 052　X線画像系の特性曲線評価用器具の写真を示す。この器具を使用して特性曲線を作成するとき誤差の要因となるのはどれか。2つ選べ。

1. 線質効果
2. 散乱X線
3. 焦点サイズ
4. 器具の厚さの精度
5. 空気によるX線吸収

---

1. 線質効果　　　　　　　→　○
2. 散乱X線　　　　　　　→　○
3. 焦点サイズ　　　　　　→　×
4. 器具の厚さの精度　　　→　×
5. 空気によるX線吸収　　→　×

アルミステップウェッジは特性曲線を作成する。

解答　→　1、2

Q 053　値が1になるのはどれか。2つ選べ。ただし、TNFは真陰性率、FNFhは偽陰性率、FPFは偽養成率とする。

1. TNF ＋ FNF
2. TNF ＋ FPF
3. TNF ＋ TPF
4. TPF ＋ FNF
5. TPF ＋ FPF

---

1. TNF ＋ FNF　　→　×
2. TNF ＋ FPF　　→　○
3. TNF ＋ TPF　　→　×
4. TPF ＋ FNF　　→　○
5. TPF ＋ FPF　　→　×

刺激反応行列の問題である。

解答　→　2、4

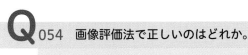

Q054 画像評価法で正しいのはどれか。

1. DQE の算出に入射 X 線光子数を用いる。
2. MTF の高周波成分から粒状性が評価できる。
3. 特性曲線の低濃度部から粒状性が評価できる。
4. RMS の算出にフーリエ変換を利用する。
5. ROC 曲線を作成する際にラダーファントムを使用する。

1. DQE の算出に入射 X 線光子数を用いる。　　　　　→　○
2. MTF の高周波成分から粒状性が評価できる。　　　→　×
3. 特性曲線の低濃度部から粒状性が評価できる。　　→　×
4. RMS の算出にフーリエ変換を利用する。　　　　　→　×
5. ROC 曲線を作成する際にラダーファントムを使用する。　→　×

ラダーファントムは使用しない。

解答　→ 1

Q055 解像度を維持しながら画像ノイズを低減するのに有用なのはどれか。2つ選べ。

1. 階調処理
2. 加算平均処理
3. 平均値フィルタ処理
4. ハイパスフィルタ処理
5. メディアンフィルタ処理

1. 階調処理　　　　　　　　→　×
2. 加算平均処理　　　　　　→　○
3. 平均値フィルタ処理　　　→　×
4. ハイパスフィルタ処理　　→　×
5. メディアンフィルタ処理　→　○

解答　→ 2、5

Q056　エッジ法による MTF で誤っているのはどれか。

- [ ] 1. ステップ応答を微分して LSF を得る。
- [ ] 2. スリット法と比較して LSF の雑音が少ない。
- [ ] 3. 矩形波チャート法と比べて測定精度が高い。
- 　 4. DQE 算出時の MTF 測定法として標準的な方法である。
- 　 5. スリット法と比較して撮影時のアライメント調整は容易である。

1. ステップ応答を微分して LSF を得る。　　　　　　　 → ×
2. スリット法と比較して LSF の雑音が少ない。　　　　 → ○
3. 矩形波チャート法と比べて測定精度が高い。　　　　 → ×
4. DQE 算出時の MTF 測定法として標準的な方法である。 → ×
5. スリット法と比較して撮影時のアライメント調整は容易である。 → ×

MTF 測定法：矩形波チャート法、エッジ法

解答　→ 2

Q057　信号を含む画像を 100 枚観察し、誤って信号がないと回答したのは 20 枚であった。雑音のみの画像を 100 枚観察し、誤って信号があると回答したのは 10 枚である。感度と特異度の組み合わせで正しいのはどれか。

	感度		特異度
1.	90%	——	80%
2.	90%	——	20%
3.	80%	——	90%
4.	80%	——	10%
5.	20%	——	10%

	感度		特異度		
1.	90%	——	80%	→	×
2.	90%	——	20%	→	×
3.	80%	——	90%	→	○
4.	80%	——	10%	→	×
5.	20%	——	10%	→	×

感度：80/100 ＝ 80%
特異度：90/100 ＝ 90%

解答　→ 3

058　X線特性を調べる器具の写真を別に示す。評価できるのはどれか。

1. 解像特性
2. 階調特性
3. 感度特性
4. 粒状特性
5. 入出力特性

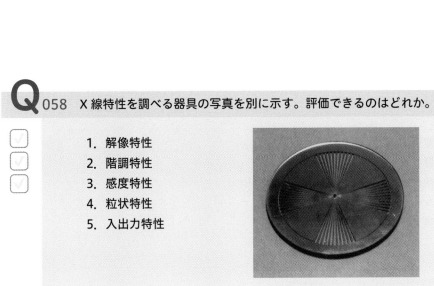

1. 解像特性　　　→　○
2. 階調特性　　　→　×
3. 感度特性　　　→　×
4. 粒状特性　　　→　×
5. 入出力特性　　→　×

スター型のテストチャート：解像特性の測定

解答　→ 1

 059　誤っているのはどれか。

1. MTF は鮮鋭度を評価する。
2. ウィナースペクトルは粒状度を評価する。
3. どの系でも MTF は 1.0 になる。
4. MTF は相対値で表される。
5. MTF は LSF を求め、フーリエ変換を行い求める。

1. MTF は鮮鋭度を評価する。　　　　　　　　　→　×　正しい
2. ウィナースペクトルは粒状度を評価する。　　　→　×　正しい
3. どの系でも MTF は 1.0 になる。　　→　○　どの系でも MTF は 1.0 になる
4. MTF は相対値で表される。　　　　　　　　　→　×　正しい
5. MTF は LSF を求め、フーリエ変換を行い求める。　→　×　正しい

解答　→ 3

Q060 DQE からわかるのはどれか。

1. 解像特性
2. 雑音特性
3. 信号検出能
4. コントラスト特性
5. X 線光子の利用効率

---

1. 解像特性　　　　　→　×
2. 雑音特性　　　　　→　×
3. 信号検出能　　　　→　×
4. コントラスト特性　→　×
5. X 線光子の利用効率　→　○

DQE：X 線光子の利用効率

解答　→ 5

Q061 DR システムのプリサンプリング MTF で正しいのはどれか。2 つ選べ。

1. オーバーオール MTF より高い値になる。
2. エリアシングによる波形の波動が生じる。
3. 画像の横方向と縦方向では同じになる。
4. デジタル MTF とディスプレイ MTF の積に等しい。
5. 分析するデータ間隔は 100 μm 程度に設定する。

---

1. オーバーオール MTF より高い値になる。　　　　　　　→　○
2. エリアシングによる波形の波動が生じる。　　　　　　　→　×
3. 画像の横方向と縦方向では同じになる。　　　　　　　　→　○
4. デジタル MTF とディスプレイ MTF の積に等しい。　　→　×
5. 分析するデータ間隔は 100 μm 程度に設定する。　　→　×

解答　→ 1、3

Q062 信号を含む画像（信号＋雑音像）が提示された場合と、雑音のみの画像（雑音像）が提示された場合の観察者の反応の条件確率密度関数を図に示す。得られる ROC 曲線はどれか。

1. A
2. B
3. C
4. D
5. E

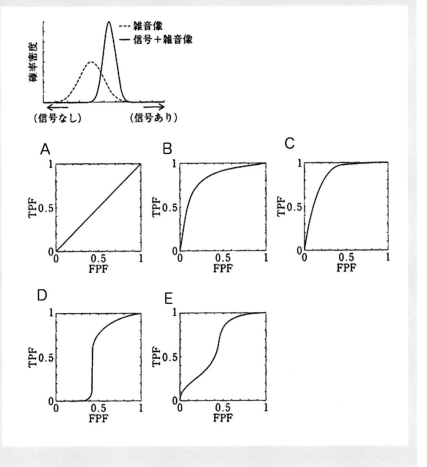

1.	A	→	×
2.	B	→	×
3.	C	→	○
4.	D	→	×
5.	E	→	×

解答　→ 3

Q063　ROC 解析で正しいのはどれか。

1. 信号が見えやすい画像を選んで用いる。
2. 「1―偽陽性率」で真陰性率が求められる。
3. 観察者は信号有無の確信度と位置を答える。
4. 先に雑音のみの画像を観察し、その後信号ありの画像を観察する。
5. 信号有無の確信度の両正規分布が完全に重なると、曲線下面積は 1 になる。

---

1. 信号が見えやすい画像を選んで用いる。　　　　　　　　　　　→　×
2. 「1―偽陽性率」で真陰性率が求められる。　　　　　　　　　→　○
3. 観察者は信号有無の確信度と位置を答える。　　　　　　　　→　×
4. 先に雑音のみの画像を観察し、その後信号ありの画像を観察する。　→　×
5. 信号有無の確信度の両正規分布が完全に重なると曲線下面積は 1 になる。→　×

解答　→ **2**

Q064　ある癌診断の画像検査で、真陽性率が 98％、偽陽性率が 5％であった。この癌の一般的な罹患率は 1％である。ある人がこの画像検査を受けて陽性と判断されたとき、実際に癌に罹患している確率に最も近いのはどれか。

1. 10％
2. 17％
3. 25％
4. 67％
5. 95％

---

1. 10％　　　→　×
2. 17％　　　→　○
3. 25％　　　→　×
4. 67％　　　→　×
5. 95％　　　→　×

病気に罹患している確率：P = 1％、確率 P = 0.01
病気に罹患していない確率：P = 99％、確率 P = 1−0.01 = 0.99
実際に罹患している人が検査で陽性となる確率：P = 98％、確率 P = 0.98
実際に罹患していない人が検査で陰性となる確率：P = 95％、確率 P = 0.95
実際に罹患していない人が検査で陽性となる確率：P = 5％、確率 P = 0.05

よって、　$P = \dfrac{0.01 \times 0.98}{0.01 \times 0.98 + 0.99 \times 0.05} = 0.167$　　　P = 16.7％

解答　→ **2**

Q065　ROC 解析で正しいのはどれか。

1. C-D ダイアグラムから ROC 曲線を導き出せる。
2. 観察者間の診断の能力の比較に使用してはならない。
3. 雑音画像試料のみの観察でも FROC 曲線が描ける。
4. ROC 曲線下の面積は 2 肢強制選択法の正答率に応答する。
5. 連続確信度法では、10 等分程度の目盛りを付けたスケールを使用する。

---

1. C-D ダイアグラムから ROC 曲線を導き出せる。
　　　→　×　ROC 曲線を導き出せない
2. 観察者間の診断の能力の比較に使用してはならない。　　　→　×　使用できる
3. 雑音画像試料のみの観察でも FROC 曲線が描ける。
　　　→　×　ROC 解析は信号画像試料と雑音画像資料の両方が必要である。
4. ROC 曲線下の面積は 2 肢強制選択法の正答率に応答する。　→　○
5. 連続確信度法では、10 等分程度の目盛りを付けたスケールを使用する。
　　　→　×　連続確信度法は 10 cm 程度の直線ラインを用意するが、ライン
　　　　　　にはメモリをつけない。

解答　→ 4

Q066　刺激―反応行列を図に示す。陽性的中率はどれか。

1. $\dfrac{A}{A+B}$

2. $\dfrac{A}{A+C}$

3. $\dfrac{A}{A+D}$

4. $\dfrac{A}{A+B+C}$

5. $\dfrac{A}{A+B+C+D}$

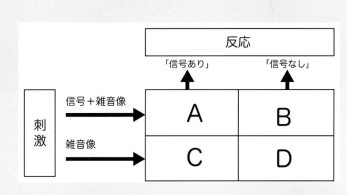

1. $\dfrac{A}{A + B}$ →   ×

2. $\dfrac{A}{A + C}$ →   ◯

3. $\dfrac{A}{A + D}$ →   ×

4. $\dfrac{A}{A + B + C}$ →   ×

5. $\dfrac{A}{A + B + C + D}$ →   ×

	信号あり （信号＋雑音像）	信号なし （雑音像）	
検査陽性（信号あり）	真陽性 A	偽陽性 C	陽性的中率 = A/(A + C)
検査陰性（信号なし）	偽陰性 B	真陰性 D	陰性的中率 = D/(B + D)
	感度 = A/(A + B)	特異度 = D/(C + D)	正診率 = (A + D)/(A + B + C + D)

解答 → 2

Q 067   DQE で正しいのはどれか。

1. 面積の次元を持つ。
2. X 線光子の利用効率を表す。
3. NEQ と入射光子数の積である。
4. 出力画像の SN 比の 2 乗に対応する。
5. 同一の値であれば画像特性は等しい。

1. 面積の次元を持つ。   →   ×   もたない
2. X 線光子の利用効率を表す。   →   ◯
3. NEQ と入射光子数の積である。   →   ×

$$DQE = \frac{NEQ}{q}$$、q は入射した単位面積あたりの X 線光子数

4. 出力画像の SN 比の 2 乗に対応する。   →   ×   上式を参照
5. 同一の値であれば画像特性は等しい。   →   ×   画像特性は同一とは限らない

解答 → 2

068 X線受像器の1画素あたりに検出される全光子数の50％が散乱光子の場合、散乱線の寄与による出力信号のSN比の損失割合に最も近いのはどれか。ただし、散乱線はポアソン分布に従う負荷雑音として検出するものとする。

1. 10％
2. 25％
3. 30％
4. 50％
5. 70％

1. 10％ → ×
2. 25％ → ×
3. 30％ → ○
4. 50％ → ×
5. 70％ → ×

MTFは一次放射線の割合に比例し、散乱光子なしと散乱光子50％ありのMTFの割合は1：0.5となる。散乱光子数50％ありの場合、SN比は0.7に低下する。

解答 → 3

069 デジタルX線画像検出器のアパーチャMTFを図に示す。検出器の開口幅〔mm〕はどれか。

1. 0.25
2. 0.5
3. 1
4. 2
5. 4

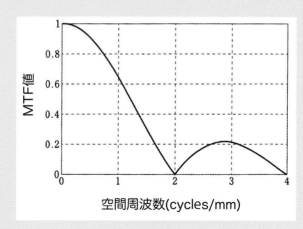

1. 0.25　　→　×
2. 0.5　　→　○
3. 1　　　→　×
4. 2　　　→　×
5. 4　　　→　×

MTF は幅 d の単一波形波をフーリエ変換して絶対値をとったものである。図より空間周波数 2 cycles/mm のとき、0 である。幅 d のフーリエ変換を 1/d = 2 とすると、d = 0.5 mm となる。

解答　→ 2

Q 070　デジタル X 線画像システムの画像特性を表す指標で、値が低いほど低コントラスト分解能が高いのはどれか。

1. CNR
2. DQE
3. MTF
4. NEQ
5. NPS

---

1. CNR　　→　×
2. DQE　　→　×
3. MTF　　→　×
4. NEQ　　→　×
5. NPS　　→　○

CNR：コントラスト比である。ある一定限度まで CNR が高くなるほど、解像力は高くなる。

DQE：入力の SN 比を出力に伝達しているかどうかの指標である。画質は MTF の 2 乗に比例する。

MTF：解像力特性を表し、値が高いほど解像力が高い。

NEQ：ウィナースペクトルの逆数で表し、最終出力画像の画質を示す。画質は MTF の 2 乗に比例する。

解答　→ 5

Q071 信号および雑音からなる試料と雑音のみの試料を観察して得られた確信度の確率分布を図に示す。上が信号および雑音、下が雑音のみの分布である。閾値を T としたとき、TNF（真陰性率）を表す領域は図中のどれか。なお、A から D は曲線下面積を表すものとする。

1. A
2. C
3. D
4. A＋C
5. B＋D

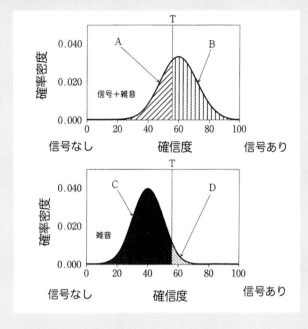

1. A 　　→ ×
2. C 　　→ ○
3. D 　　→ ×
4. A＋C 　→ ×
5. B＋D 　→ ×

解答 → 2

Q072 X線画像の評価で正しいのはどれか。2つ選べ。

1. 被写体のコントラストが上昇すれば解像力は低下する。
2. ROC解析は読影者間の能力の差を評価できる。
3. RMS粒状度はフィルム濃度の変動を標準偏差で表している。
4. 解像力は1/4d cycles/mmである（d：分離不能になった細線の幅）。
5. X線撮影系のMTF評価では10 cycles/mmの特定空間周波数がよく用いられる。

1. 被写体のコントラストが上昇すれば解像力は低下する。
　　　→　×　低下するとは限らない
2. ROC解析は読影者間の能力の差を評価できる。　　　　　　　→　○
3. RMS粒状度はフィルム濃度の変動を標準偏差で表している。→　○
4. 解像力は1/4d cycles/mmである（d：分離不能になった細線の幅）。
　　　→　×　解像力は1/2d cycles/mmである
5. X線撮影系のMTF評価では10 cycles/mmの特定空間周波数がよく用いられる。
　　　→　×　MTF評価では5 cycles/mmの特定空間周波数がよく用いられる。

解答　→ 2、3

Q073 アパーチャ幅dのデジタル検出器の幅方向MTF（u）を表す式はどれか。ただし、検出器応答は完全な矩形関数で与えられるものとし、幅方向の空間周波数をu；u ≧ 0とする。

1. $\dfrac{1}{2\pi ud}\left|sin\left(\dfrac{\pi ud}{2}\right)\right|$

2. $\dfrac{1}{\pi ud}\left|sin(\pi ud)\right|$

3. $\dfrac{2}{\pi ud}\left|sin(\pi ud)\right|$

4. $\dfrac{d}{\pi u}\left|sin\left(\dfrac{\pi u}{d}\right)\right|$

5. $\dfrac{1}{\pi u}\left|sin(\pi ud)\right|$

1. $\dfrac{1}{2\pi ud}\left|sin\left(\dfrac{\pi ud}{2}\right)\right|$ → ×

2. $\dfrac{1}{\pi ud}\left|sin(\pi ud)\right|$ → ○

3. $\dfrac{2}{\pi ud}\left|sin(\pi ud)\right|$ → ×

4. $\dfrac{d}{\pi u}\left|sin\left(\dfrac{\pi u}{d}\right)\right|$ → ×

5. $\dfrac{1}{\pi u}\left|sin(\pi ud)\right|$ → ×

解答 → 2

Q 074 X線CT画像のウィナースペクトルの特徴で正しいのはどれか。

1. 直線成分は原理的に0になる。
2. 再構成アルゴリズムの影響を受けない。
3. 曲線下の面積は検出器入射線量に比例する。
4. 空間周波数の増大とともに単調に減少する。
5. 測定は投影データを二次元フーリエ変換する。

1. 直線成分は原理的に0になる。 → ○
2. 再構成アルゴリズムの影響を受けない。 → × 影響を受ける
3. 曲線下の面積は検出器入射線量に比例する。
　　　　→ × 検出器入射線量が多いほど低減する
4. 空間周波数の増大とともに単調に減少する。 → × 減少するとは限らない
5. 測定は投影データを二次元フーリエ変換する。
　　　　→ × 測定はノイズプロファイルデータをトレンド除去した後に
　　　　フーリエ変換する

解答 → 1

Q 075 デジタル撮影システム A と B のデジタル特性曲線を図に示す。システムの特性として正しいのはどれか。

- [ ]
- [ ]
- [ ]

1. MTF は A の方が高い。
2. X 線コントラストは B の方が高い。
3. ダイナミックレンジは A の方が広い。
4. 比露光量の対数が 2.0 のときのグラディエントは B の方が高い。
5. 同じ比検体を撮影した場合の画像コントラストは A の方が高い。

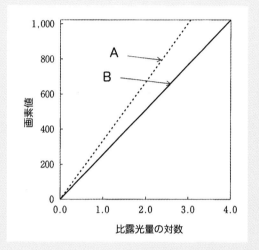

1. MTF は A の方が高い。	→	×
2. X 線コントラストは B の方が高い。	→	×
3. ダイナミックレンジは A の方が広い。	→	×
4. 比露光量の対数が 2.0 のときのグラディエントは B の方が高い。	→	×
5. 同じ比検体を撮影した場合の画像コントラストは A の方が高い。	→	○

解答　→ 5

Q076 図のように厚さ x（cm）の水ファントム（背景）の中に直径 d（cm）の球状の気泡が
ある。この水ファントムに光子フルエンス ϕ_0 の一様な X 線を入射させたとき、背景を
透過した光子フルエンスを ϕ_1、気泡の中心を透過した光子フルエンスを ϕ_2 とする。
背景に対するこの気泡の被写体コントラスト C を $C = \dfrac{\phi_2 - \phi_1}{\phi_1}$ で定義するとき、
C を表す式で正しいのはどれか。ただし、この入射エネルギーに対する水の線減弱係
数を μ（cm^{-1}）とし、気泡中の光子の減弱は考えない。また散乱線の寄与は無視する。

1. $e^{\mu d} - 1$
2. $1 - e^{\mu d}$
3. $1 - e^{\mu(x-d)}$
4. $e^{\mu(x-d)} - 1$
5. $1 - e^{-\mu(x-d)}$

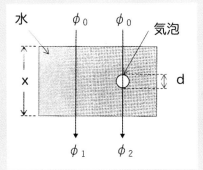

1. $e^{\mu d} - 1$ → ◯
2. $1 - e^{\mu d}$ → ×
3. $1 - e^{\mu(x-d)}$ → ×
4. $e^{\mu(x-d)} - 1$ → ×
5. $1 - e^{-\mu(x-d)}$ → ×

$C = \dfrac{\phi_2 - \phi_1}{\phi_1}$ より、C $= e^{\mu d} - 1$

解答 → 1

Q077 図のように 3 個の線形シフト不変システムが連結された画像システムがある。空間周
波数 2.0 cycles/mm におけるシステム 1、システム 2、およびシステム全体の MTF
値がそれぞれ 0.7、0.7 および 0.2 であるとき、システム 3 の 2.0 cycles/mm におけ
る MTF 値に最も近いのはどれか。

1. 0.2
2. 0.3
3. 0.4
4. 0.5
5. 0.7

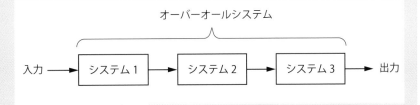

1. 0.2　　　→　　×
2. 0.3　　　→　　×
3. 0.4　　　→　　○
4. 0.5　　　→　　×
5. 0.7　　　→　　×

$$MTF_3 = MTF_T/(MTF_1 \times MTF_2) = 0.2/(0.7 \times 0.7) = 0.4$$

解答　→ 3

Q078 スリット法で測定した CR システムのサンプリング MTF を図に示す。高空間周波数領域で MTF が上昇している原因として考えられるのはどれか。

1. 階調処理が影響した。
2. 有効露光量変換を行わなかった。
3. イメージングプレートが劣化していた。
4. 量子モトルによる雑音が強く影響した。
5. 金属スリット長軸を画素列と平行にした。

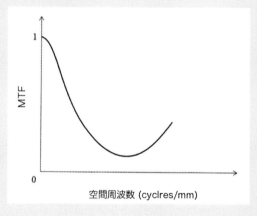

空間周波数 (cyclres/mm)

1. 階調処理が影響した。　　　　　　　　　　　→　　×
2. 有効露光量変換を行わなかった。　　　　　　→　　×
3. イメージングプレートが劣化していた。　　　→　　×
4. 量子モトルによる雑音が強く影響した。　　　→　　×
5. 金属スリット長軸を画素列と平行にした。　　→　　○

解答　→ 5

Q079 検出系にまったくボケがない理想的な画像システムの量子雑音 n（x）を図 A に示す。
図 B にこの雑音の自己相関関数 φ（τ）と振幅パワースペクトル F（u）を示す。ア～オ
の組み合わせで正しいのはどれか。

1. ア
2. イ
3. ウ
4. エ
5. オ

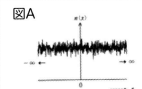

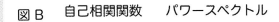

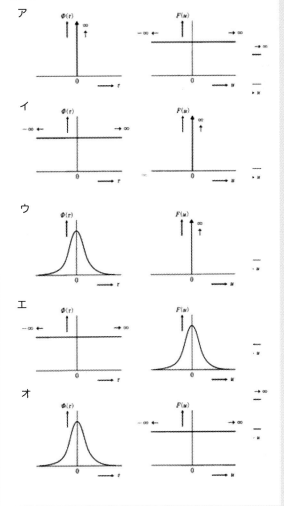

1. ア　→　○
2. イ　→　×
3. ウ　→　×
4. エ　→　×
5. オ　→　×

解答　→ 1

Q080　図の ROC 曲線で正しいのはどれか。

1. 感度 80％のときの特異度は 25％である。
2. 偽陽性率 0.1 のとき真陰性率は 0.6 である。
3. 両正規確率紙に転記するとき傾き 2 の直線になる。
4. 信号検出能が向上すると曲線は右下へシフトする。
5. 曲線の信号ありと雑音のみの確信度正規分布の分散は等しい。

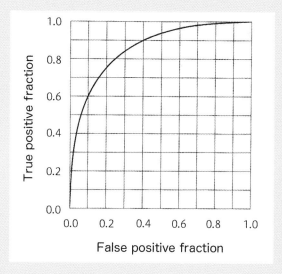

1. 感度 80％のときの特異度は 25％である。　　→　×　特異度は 75％である
2. 偽陽性率 0.1 のとき真陰性率は 0.6 である。　→　×　真陽性率は 0.6 である
3. 両正規確率紙に転記するとき傾き 2 の直線になる。→　×　傾き 1 の直線になる
4. 信号検出能が向上すると曲線は右下へシフトする。→　×　左上へシフトする
5. 曲線の信号ありと雑音のみの確信度正規分布の分散は等しい。→　○

解答　→ 5

85

Q081 X線画像の被写体コントラストに関係ないのはどれか。

- 1. 管電圧
- 2. 照射野
- 3. 被写体厚
- 4. 減弱係数
- 5. 焦点サイズ

1. 管電圧	→	×
2. 照射野	→	×
3. 被写体厚	→	×
4. 減弱係数	→	×
5. 焦点サイズ	→	○

解答 → 5

Q082 図に標本化間隔 0.1 mm の CR システムを用いてエッジをわずかに傾斜させて計測したプリサンプルド MTF を示す。この CR システムの 4 cycles/mm のプリサンプルド MTF 値はどれか。

- 1. 0.15
- 2. 0.25
- 3. 0.35
- 4. 0.45
- 5. 0.55

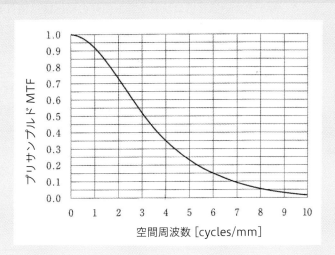

1. 0.15　　　　　→　　×
2. 0.25　　　　　→　　×
3. 0.35　　　　　→　　○
4. 0.45　　　　　→　　×
5. 0.55　　　　　→　　×

デジタル MTF の値はセーフアライメントとシフテッドアライメントの状況により増減する。

4 cycles/mm のプリサンプルド	→	0.35 cycles/mm
ナイキスト周波数	→	5 cycles/mm
4 cycles/mm のエリアシシリングエラーの影響	→	6 cycles/mm
6 cycles/mm のプリサンプルド	→	0.15 cycles/mm

解答　→ 3

Q083　X 線写真のウィナースペクトルで正しいのはどれか。

1. 体積の次元をもつ。
2. X 線量が少ないほど値が小さくなる。
3. 高空間周波数領域は量子モトルに影響される。
4. 値が大きいほど低コントラスト信号の検出能は優れる。
5. 濃度変動をフーリエ変換してその絶対値を 2 乗して求める。

---

1. 体積の次元をもつ。　　　　　　　→　　×　　面積の次元をもつ
2. X 線量が少ないほど値が小さくなる。　→　　×　　X 線量が少ないほど値が高くなる
3. 高空間周波数領域は量子モトルに影響される。
　　　　　　　　　　　→　　×　　低空間周波数領域は量子モトルに影響される
4. 値が大きいほど低コントラスト信号の検出能は優れる。
　　　　　　　　　　　→　　×　　値が大きいほど低コントラスト信号の検出能は劣る
5. 濃度変動をフーリエ変換してその絶対値を 2 乗して求める。　→　　○

解答　→ 5

Q 084 解像力チャートの像を図に示す。空間周波数 [cycles/mm] が最も近いのはどれか。

1. 0.3
2. 0.6
3. 1.2
4. 1.6
5. 3.2

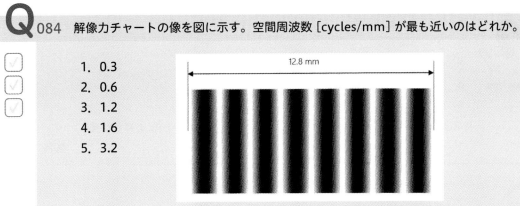

12.8 mm

---

1. 0.3 → ×
2. 0.6 → ○
3. 1.2 → ×
4. 1.6 → ×
5. 3.2 → ×

12.8 mm の間隔に 8 周期含まれるので

8 [cycles] ÷ 12.8 [mm] ≒ 0.625 [cycles/mm]　となる。

解答　→ 2

Q 085 図の ROC 曲線で、雑音のみの確信度正規分布の標準偏差が信号ありの確信度正規分布の標準偏差より小さいときの曲線はどれか。

1. A
2. B
3. C
4. D
5. E

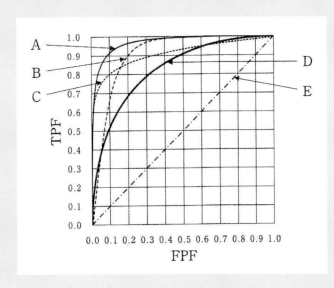

1. A　　　→　×
2. B　　　→　×
3. C　　　→　○
4. D　　　→　×
5. E　　　→　×

ROC 曲線は FPF の低値から高値にかけて TPF は緩やかな上昇となる。

解答　→ 3

Q086 X 線受像器に単位面積あたりに平均 Φ 個の光子が入射したとき、被写体コントラストが C、断面積 A のオブジェクトの X 線投影像を人の眼で識別するために必要な最小の SNR を与える式はどれか。ただし、量子雑音はポアソン分布に従うものとし、それ以外の雑音は無視する。

1. $\dfrac{C}{A \cdot \Phi}$

2. $\dfrac{C}{\sqrt{A \cdot \Phi}}$

3. $\sqrt{C \cdot A \cdot \Phi}$

4. $C\sqrt{A \cdot \Phi}$

5. $C \cdot A\sqrt{\Phi}$

1. $\dfrac{C}{A \cdot \Phi}$　　　→　×

2. $\dfrac{C}{\sqrt{A \cdot \Phi}}$　　　→　×

3. $\sqrt{C \cdot A \cdot \Phi}$　→　×
4. $C\sqrt{A \cdot \Phi}$　→　○
5. $C \cdot A\sqrt{\Phi}$　→　×

アルバート・ローズによる SNR モデルに関する問題である。
ノイズ N はバックグランドの面積 A での標準偏差 σ_b となり、量子雑音がポアソン分布に従う場合の標準偏差 σ_b は次式で表される。

$$\sigma_b = \sqrt{A \cdot \Phi}$$

被写体コントラスト C は次式で表される。

$$C = (\Phi - \Phi')/\Phi$$

信号対雑音比（SNR）モデルにより、SNR は次式で表される。

$$SNR = \frac{A(\Phi - \Phi')}{\sqrt{A \cdot \Phi}} = \frac{\sqrt{A \cdot \Phi} \times (\Phi - \Phi')}{\Phi} = C\sqrt{A \cdot \Phi}$$

解答　→ 4

Q087 ROC 解析で正しいのはどれか。

1. 信号が見やすい画像を選んで用いる。
2. ROC 曲線の縦軸は真陽性率、横軸に偽陽性率である。
3. 先に雑音のみを観察し、その後信号ありの画像を観察する。
4. 精神的物理学測定法は人間の感覚の閾値が存在しないことを仮定している。
5. 真陽性率は「雑音のみの画像」を見て「誤って信号あり」と答えることである。

1. 信号が見やすい画像を選んで用いる。
   → × 信号が見やすい画像を選んで用いない
2. ROC 曲線の縦軸は真陽性率、横軸に偽陽性率である。 → ○
3. 先に雑音のみを観察し、その後信号ありの画像を観察する。
   → × 雑音のみの画像も信号ありの画像もランダムに観察する
4. 精神的物理学測定法は人間の感覚の閾値が存在しないことを仮定している。
   → × 精神的物理学測定法は、人間の感覚の閾値が存在することを仮定している。
5. 真陽性率は「雑音のみの画像」を見て「誤って信号あり」と答えることである。
   → × 偽陽性率は「雑音のみの画像」を見て「信号あり」と答えることである。

解答 → 2

Q088 血管造影検査で焦点寸法が 0.3 mm の X 線管を用いて焦点受像器間距離を 100 cm として X 線撮影を行った。造影目的の血管が受像器から 20 cm 焦点側にあるとき、この血管の半影の大きさ［μm］に最も近いのはどれか。

1. 15
2. 25
3. 35
4. 50
5. 75

1. 15 → ×
2. 25 → ×
3. 35 → ×
4. 50 → ×
5. 75 → ○

焦点寸法を f、焦点対象物間距離を a、対象物受像器間距離を b、焦点受像器間距離を (a + b)、半影を F とすると、次式が求められる。

$F = (b/a) \cdot f$

$F = (20/80) \times 300 = 75 [\mu m]$

解答 → 5

Q089 空間周波数 2 cycles/mm の MTFg 0.4 である画像システムがある。このシステムに空間周波数 2 cycles/mm で平均 10、振幅 3 の正弦波が入力されたとき、出力される平均 10 の正弦波の振幅はどれか。

1. 0.4
2. 0.8
3. 1.0
4. 1.2
5. 2.0

1. 0.4 → ×
2. 0.8 → ×
3. 1.0 → ×
4. 1.2 → ○
5. 2.0 → ×

ある空間周波数 f における入力正弦波の振幅を A_f、出力正弦波の振幅を A'_f、MTF 値を MTF_f とすると、MTF_f は次式で表される。

$$MTF_f = \frac{A'_f}{A}$$

$$A'_f = MTF_f \cdot A = 0.4 \times 3 = 1.2$$

解答 → 4

Q090 正しい組み合わせはどれか。

1. 解像特性の評価法 —— 標本化
2. 広がり関数 —— 倍数露光法
3. アナログ撮影の特性曲線 —— ピクセル
4. ノイズ —— 露光倍数法
5. MTF —— 矩形波チャート法

1.	解像特性の評価法 ——— 標本化	→	×
	解像特性の評価法 ——— 並列細線法		
2.	広がり関数 ——— 倍数露光法	→	×
	広がり関数 ——— デルタ関数		
3.	アナログ撮影の特性曲線 ——— ピクセル	→	×
	アナログ撮影の特性曲線 ——— H-D 曲線		
4.	ノイズ ——— 露光倍数法	→	×
	ノイズ ——— ウィナースペクトル		
5.	MTF ——— 矩形波チャート法	→	○

解答 → 4

Q091 DQE の定義式で正しいのはどれか。ただし、$(S/N)_{IN}$ を入力の信号対雑音比、$(S/N)_{OUT}$ 出力の信号対雑音比とする。

1. $DQE = (S/N)^2_{IN}$
2. $DQE = (S/N)^2_{OUT}$
3. $DQE = \dfrac{(S/N)^2_{OUT}}{(S/N)^2_{IN}}$
4. $DQE = \dfrac{(S/N)^2_{IN}}{(S/N)^2_{OUT}}$
5. $DQE = \dfrac{(S/N)^3_{IN}}{(S/N)^3_{OUT}}$

1. $DQE = (S/N)^2_{IN}$	→ ×
2. $DQE = (S/N)^2_{OUT}$	→ ×
3. $DQE = \dfrac{(S/N)^2_{OUT}}{(S/N)^2_{IN}}$	→ ○
4. $DQE = \dfrac{(S/N)^2_{IN}}{(S/N)^2_{OUT}}$	→ ×
5. $DQE = \dfrac{(S/N)^3_{IN}}{(S/N)^3_{OUT}}$	→ ×

解答 → 3

Q092　視覚評価法でないのはどれか。

1. エッジ法
2. 一対比較法
3. ランドルト環法
4. C-D ダイアグラム法
5. ハウレットチャート法

1. エッジ法　　　　　　　→　○　エッジ法は MTF の測定法である
2. 一対比較法　　　　　　→　×
3. ランドルト環法　　　　→　×
4. C-D ダイアグラム法　　→　×
5. ハウレットチャート法　→　×

視覚評価法には、ROC 解析、一対比較法、ランドルト環法、C-D ダイアグラム法、ハウレットチャート法がある。

解答　→ 1

Q093　ROC 解析で正しいのはどれか。

1. 客観的評価法である。
2. 観察者は少ない方がよい。
3. ROC は診断の正確さを評価するための指標である。
4. 臨床画像の収集にはジャックナイフ法がある。
5. カーブフィッティングは観察者が各試料に判断基準をつける作業である。

1. 客観的評価法である。　　　　　→　×　主観的評価法である
2. 観察者は少ない方がよい。　　　→　×　観察者は多いほどよい
3. ROC は診断の正確さを評価するための指標である。　→　○
4. 臨床画像の収集にはジャックナイフ法がある。
　　　　→　×　臨床画像の収集にはランダム標本と階層表と呼ばれる方法がある
5. カーブフィッティングは観察者が各試料に判断基準をつける作業である。
　　　　→　×　カーブフィッティングは ROC 曲線を算出する一連の計算手順である

解答　→ 3

Q094 　X線画像診断の診断過程で最も関係の少ないのはどれか。

1. 撮影
2. 記録
3. 階調
4. 読影
5. 診断

1. 撮影　　→　×
2. 記録　　→　×
3. 階調　　→　○
4. 読影　　→　×
5. 診断　　→　×

X線画像診断の診断過程は、撮影、記録、表示、読影（検出）、診断（認知）の5要素に分かれる。

解答　→ 3

Q095 　正しいのはどれか。

1. 標本化周波数は標本化間隔の逆数である。
2. 離散フーリエ変換は高速ラプラス変換で行われる。
3. エッジとは、ステップ状の線量の変化を有するパターンである。
4. 線検出フィルタは胸部画像中の細かな点状パターンを検出するために用いる。
5. メディアンフィルタは局所領域の画素値のヒストグラムから平均値を求めるフィルタである。

1. 標本化周波数は標本化間隔の逆数である。　　　　→　○
2. 離散フーリエ変換は高速ラプラス変換で行われる。
　→　×　離散フーリエ変換は高速フーリエ変換で行われる
3. エッジとは、ステップ状の線量の変化を有するパターンである。
　→　×　エッジとはステップ状の濃度変化を有するパターンである
4. 線検出フィルタは胸部画像中の細かな点状パターンを検出するために用いる。
　→　×　線検出フィルタは胸部画像中の細かな線状パターンを検出するために用いる
5. メディアンフィルタは局所領域の画素値のヒストグラムから平均値を求めるフィルタである。　　→　×　メディアンフィルタは局所領域の画素値のヒストグラムから中央値を求めるフィルタである

解答　→ 1

Q096 CAD で正しいのはどれか。2 つ選べ。

1. CAD は存在診断と鑑別診断に利用する。
2. CAD システムはマンモグラフィシステムに限られている。
3. CAD に用いるテンプレートは 3 次元関数により作成する。
4. CAD はコンピュータが画像診断の定量化および分析を行う。
5. CAD は第 2 の意見として診療放射線技師が利用するものである。

1. CAD は存在診断と鑑別診断に利用する。
　　→ ×　CAD は存在診断支援と鑑別診断支援に利用する
2. CAD システムはマンモグラフィシステムに限られている。
　　→ ×　CAD システムはマンモグラフィシステムに限るものではない
3. CAD に用いるテンプレートは 3 次元関数により作成する。　→ ○
4. CAD はコンピュータが画像診断の定量化および分析を行う。　→ ○
5. CAD は第 2 の意見として診療放射線技師が利用するものである。
　　→ ×　CAD は第 2 の意見として医師が利用するものである

解答　→ 3、4

Q097 画質の影響で正しいのはどれか。2 つ選べ。

1. サンプリング間隔はエリアシングに影響されない。
2. アパーチャの寸法が大きくなるほどボケは小さい。
3. アパーチャの大きさで感度が大きく変化することがわかる。
4. デジタル画像は標本化によって画素の最小単位の集まりで構成される。
5. データ量は（縦の画素数×横の画素数×階調のビッド数）である。

1. サンプリング間隔はエリアシングに影響されない。
　　→ ×　サンプリング間隔はエリアシングに影響される
2. アパーチャの寸法が大きくなるほどボケは小さい。
　　→ ×　アパーチャの寸法が大きくなるほどボケは大きくなる
3. アパーチャの大きさで感度が大きく変化することがわかる。
　　→ ×　アパーチャの大きさで解像力特性が大きく変化することがわかる
4. デジタル画像は標本化によって画素の最小単位の集まりで構成される。→ ○
5. データ量は（縦の画素数×横の画素数×階調のビッド数）である。　→ ○

解答　→ 4、5

Q098 CR の特徴でないのはどれか。

1. ラチュードが広い。
2. システムの感度が高い。
3. デジタル画像効果で見やすい。
4. 撮影では線量が少なくてよい。
5. 安定した濃度の X 線画像が得られる。

1. ラチュードが広い。 → ×
2. システムの感度が高い。 → ×
3. デジタル画像効果で見やすい。 → ×
4. 撮影では線量が少なくてよい。
  → ○ アナログ撮影とデジタル撮影の撮影線量は変わらない
5. 安定した濃度の X 線画像が得られる。 → ×

解答 → 4

Q099 X 線画像の粒状性で正しいのはどれか。2 つ選べ。

1. ノイズは周期性がある。
2. ウィナースペクトルの面積は分散する。
3. 低コントラスト分解能が悪いと粒状性は良くなる。
4. ウィナースペクトルの値が大きいとノイズレベルが低い。
5. ノイズ特性の評価にはウィナースペクトルが有用である。

1. ノイズは周期性がある。 → × ノイズは周期性がない
2. ウィナースペクトルの面積は分散する。 → ○
3. 低コントラスト分解能が悪いと粒状性は良くなる。
  → × 低コントラスト分解能が悪いと粒状性は悪くなる
4. ウィナースペクトルの値が大きいとノイズレベルが低い。
  → × ウィナースペクトルの値が大きいとノイズレベルが高い
5. ノイズ特性の評価にはウィナースペクトルが有用である。 → ○

解答 → 2、5

Q 100　有病率 [％] はどれか。ただし、真陽性率を TPF、真陰性率を TNF、偽陰性率を FNF、偽陽性率を FPF とする。

1. $\dfrac{FNF}{TPF} \times 100$

2. $\dfrac{FNF}{TPF + FPF} \times 100$

3. $\dfrac{TPF + FNF}{TPF + FPF + FNF} \times 100$

4. $\dfrac{TPF + FNF}{TPF + FPF + TNF} \times 100$

5. $\dfrac{TPF + FNF}{TPF + FPF + FNF + TNF} \times 100$

---

1. $\dfrac{FNF}{TPF} \times 100$ 　　　→　×

2. $\dfrac{FNF}{TPF + FPF} \times 100$ 　　　→　×

3. $\dfrac{TPF + FNF}{TPF + FPF + FNF} \times 100$ 　　　→　×

4. $\dfrac{TPF + FNF}{TPF + FPF + TNF} \times 100$ 　　　→　×

5. $\dfrac{TPF + FNF}{TPF + FPF + FNF + TNF} \times 100$ 　　　→　○

有病率とは、異常が存在する頻度のことである。

解答　→ 5

診療放射線技師国家試験出題基準に基づく **国家試験対策シリーズ 9**

診療放射線技師学生のための

なんで なんで? どうして?
－画像工学－

価格はカバーに
表示してあります

2024 年　1 月　25 日　第一版 第 1 刷 発行

著　者　　熊谷　孝三 ©
　　　　　（くまがい　こうぞう）
発行人　　古屋敷　桂子
発行所　　株式会社 医療科学社
　　　　　〒 113-0033　東京都文京区本郷 3 － 11 － 9
　　　　　TEL 03（3818）9821　　FAX 03（3818）9371
　　　　　ホームページ　http://www.iryokagaku.co.jp
　　　　　郵便振替　00170-7-656570

ISBN978-4-86003-148-0　　　　　（乱丁・落丁はお取り替えいたします）

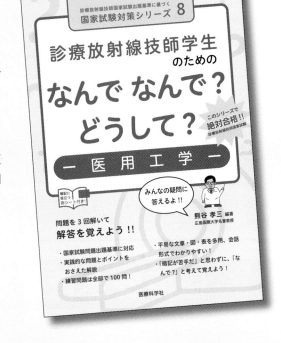

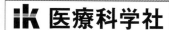

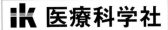

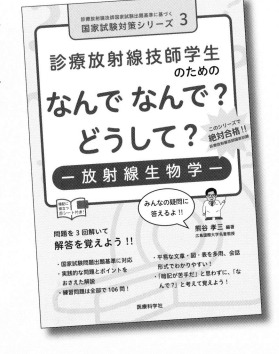

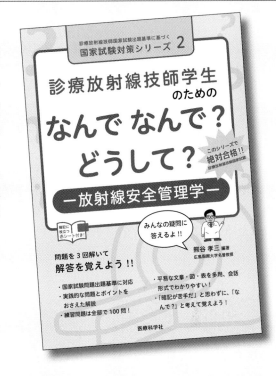